ズボラさんでもできる

なぁさんの寝たまま座ったままストレッチ

ストレッチトレーナー
なぁさん
(@nst_nakata)

廣済堂出版

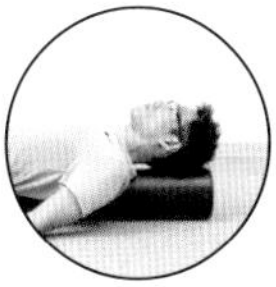

なぁさんのストレッチ @nst_nakata

ズボラさんや忙しい方は、本書『なぁさんの寝たまま座ったままストレッチ』を実践してみましょう。コリや痛みなどの体の悩みがラク～になくなっていきますよ

寝たまま 座ったまま ストレッチだから ズボラさんや忙しい方も実践しやすい！

「やってみたけど、めんどい」「1日坊主だった」。これは、私のツイッターに届いた、みなさんからの声です。

私がストレッチ動画をツイッターで発信しはじめたのは2019年3月頃。約1年で、フォロワー数が15万を超えました。

おかげさまで書籍も出せましたが、私もズボラなところがありますので、体験者から届いた「やるのめんどい」気持ちはよくわかります。

そこで、ズボラさんや忙しい方でも実践しやすいストレッチを考えてみました。

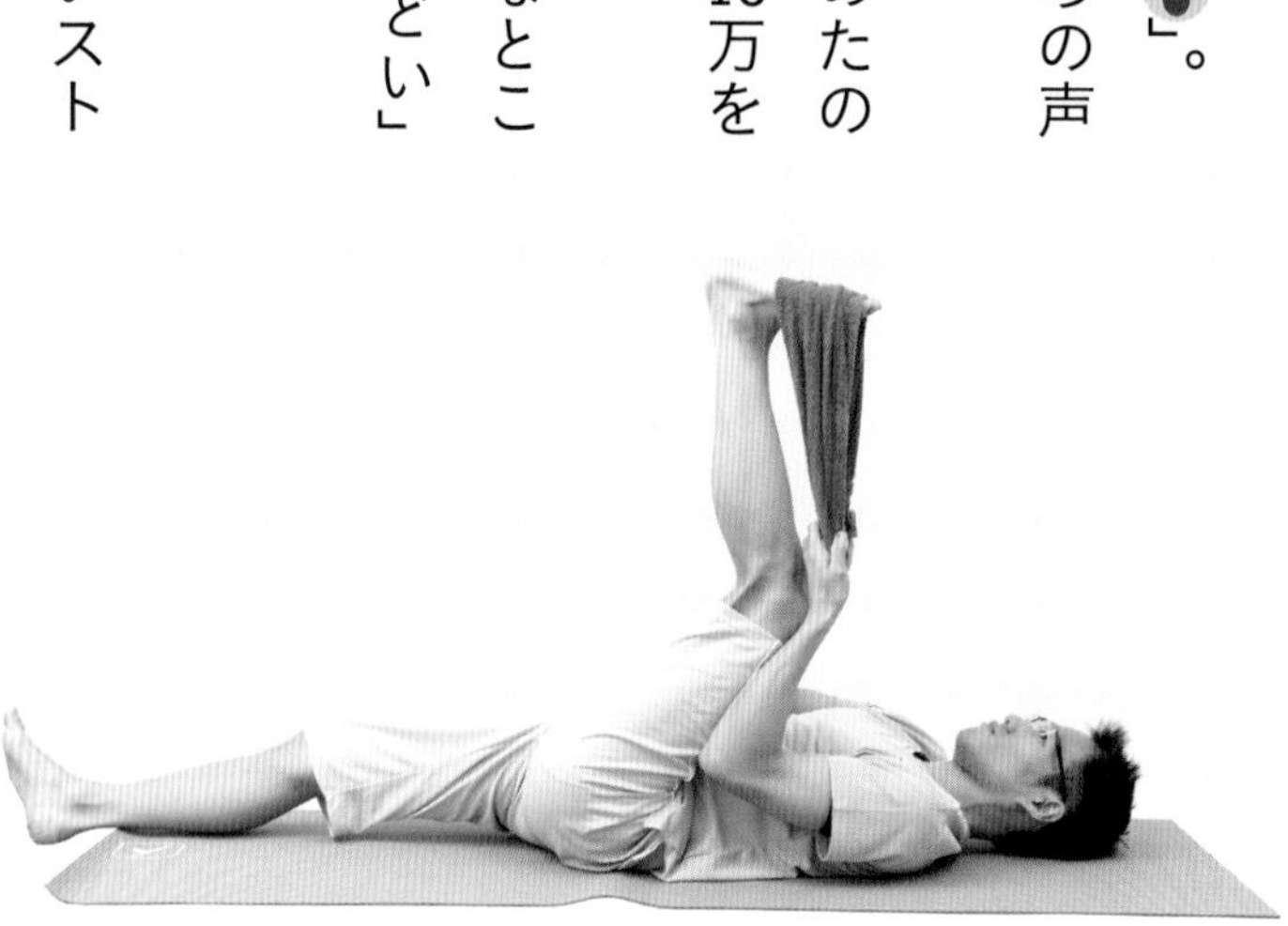

それが、「寝たまま」「（イスに）座ったまま」の姿勢でできるストレッチです。それぞれに大きなメリットがあります。

寝たまま のメリット

- 疲れたときもやりやすい
- 運動が苦手な人もやりやすい
- ふとんやベッドなどでリラックスしながらやりやすい
- ヒザ痛など、体のどこかを痛めていても、その痛んだ部位以外のストレッチがやりやすい

座ったまま のメリット

- デスクワークの合間にやりやすい
- 狭い場所でもやりやすい
- テレビやスマホを見ながらなど「ながら」でやりやすい

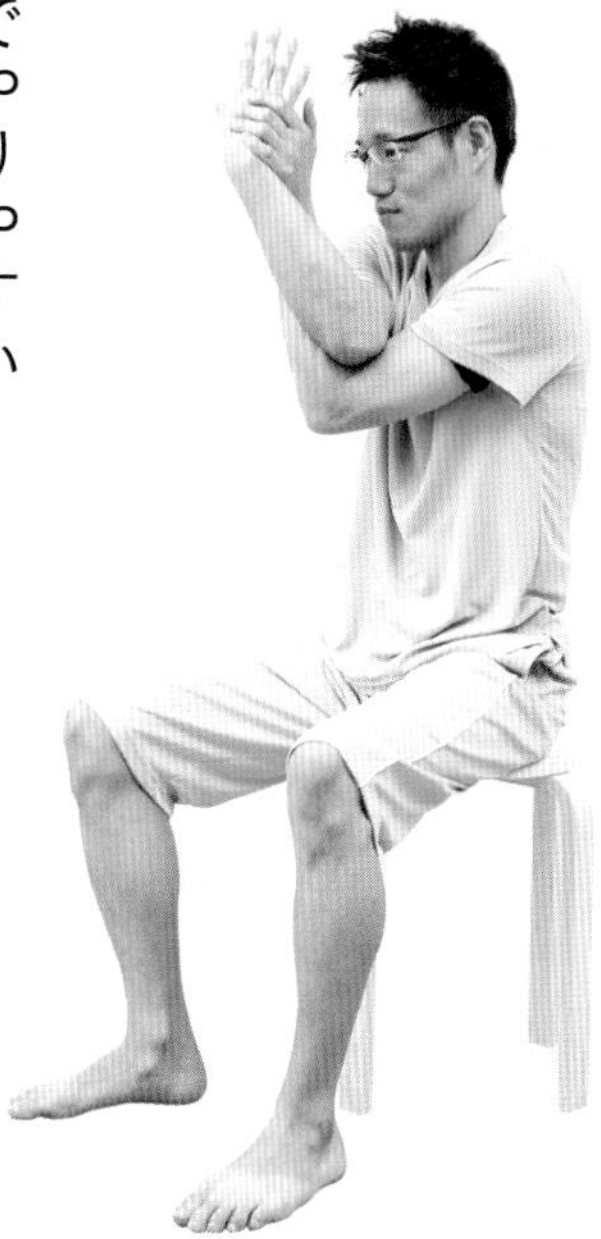

以上のようなメリットがあるので、家では「寝たまま」、会社では「座ったまま」など、お好きなほうを試してみてくださいね。

あなたの筋肉は、悪い意味で硬くなっている。
だから肩コリ、首コリが治らない！

そもそもストレッチは何の効果があるのでしょう？

「運動前にやるといいんでしょう？」
「筋肉痛に効きますね？」
「やせますよね？」というのは、
「ストレッチ3大誤解」です。

それは本書内で説明します。

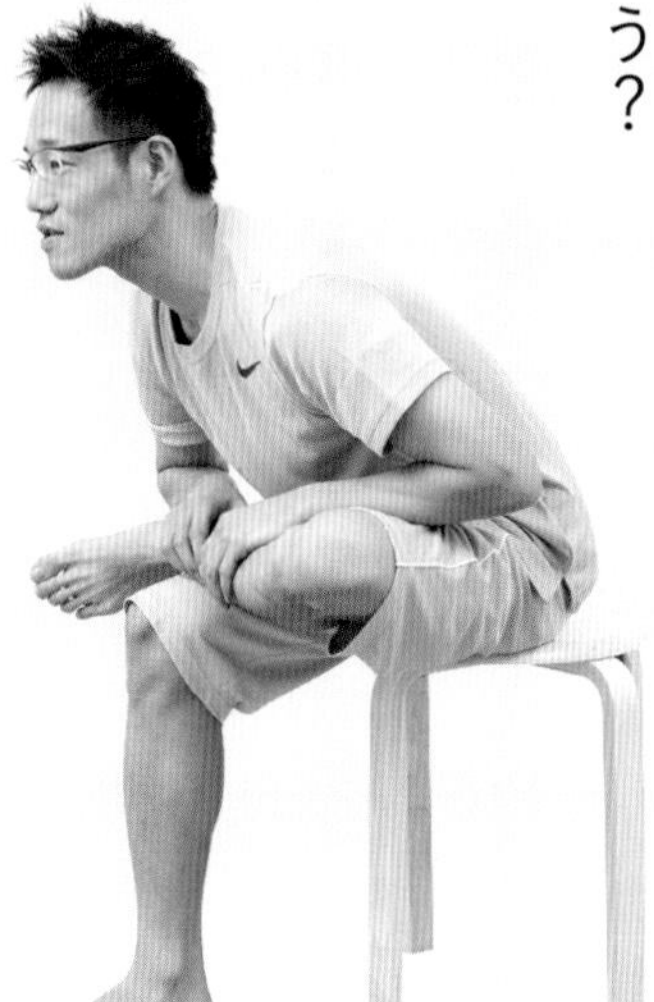

本書で紹介する**ストレッチは、コリ固まった「筋肉」を伸ばして、やわらかくするのが目的**です。それにより、肩コリ、首コリ、腰痛などの体の悩みがなくなっていくのです。

というのも、筋肉は長年の「運動不足」「デスクワーク（同じ姿勢を続ける）」「運動のしすぎ」などで、元来の柔軟性が失われて、コリ固まっています。それが痛みやコリなどになるのです。

「硬くなるのが悪い？　筋肉が硬いってよいことでしょう？」と思いますか？

たしかに、たとえば、荷物を持つときに腕の筋肉がモコッ――のように、筋肉を使うときに筋肉が硬くなるのは自然です。

しかし、使っていないときに筋肉が硬いのは、その部分の血行の悪さや筋肉の動きがよくないことを示します。

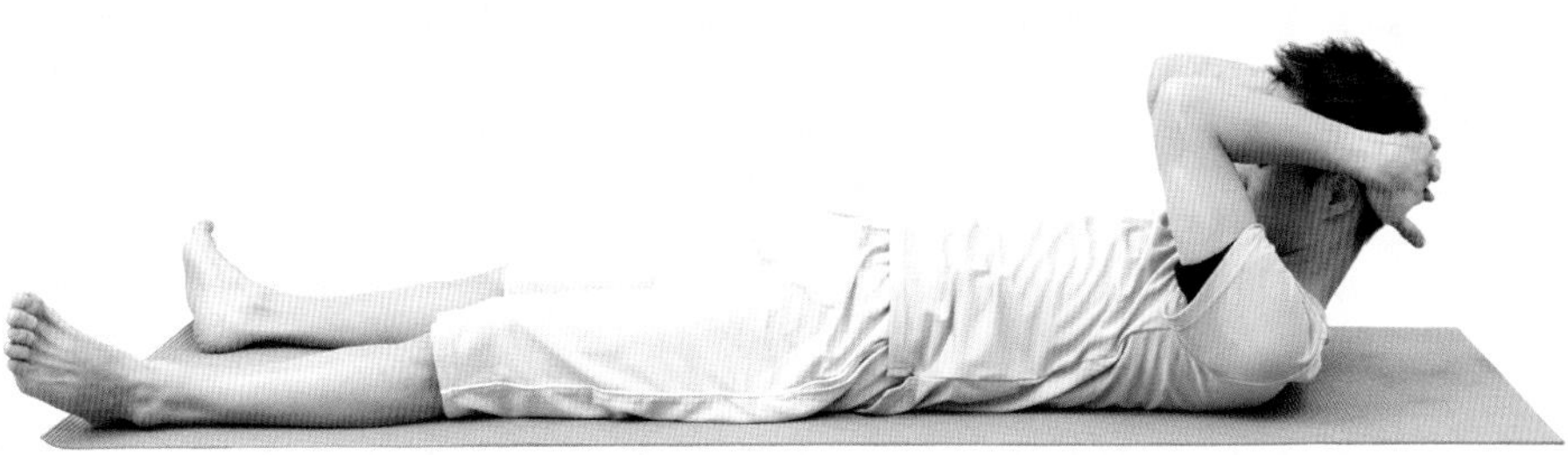

では、自然に回復はしないのでしょうか？　本来は、血流がよくなる「適度な運動」「お風呂で温める」などで、筋肉はやわらかくなります（コリ固まる前の状態に戻る）。

しかし、毎日長時間デスクワークするなど、筋肉をコリ固まらせることをしていたら回復は追いつきません。

現実的には、あなたの筋肉は長年のコリ習慣により、どんどん硬くなっていくのです。


私はストレッチトレーナーとして、お客様の筋肉を毎日触っているので、筋肉がコリ固まっているかどうかがすぐにわかります。

慣れない方はわからないでしょうから、自分の左右差を比べてみると、「あれ？　左右のモモの筋肉の硬さが違う」などと感じるかもしれませんね。

ストレッチは「筋肉の弾力性を取り戻す」以外に、「リ

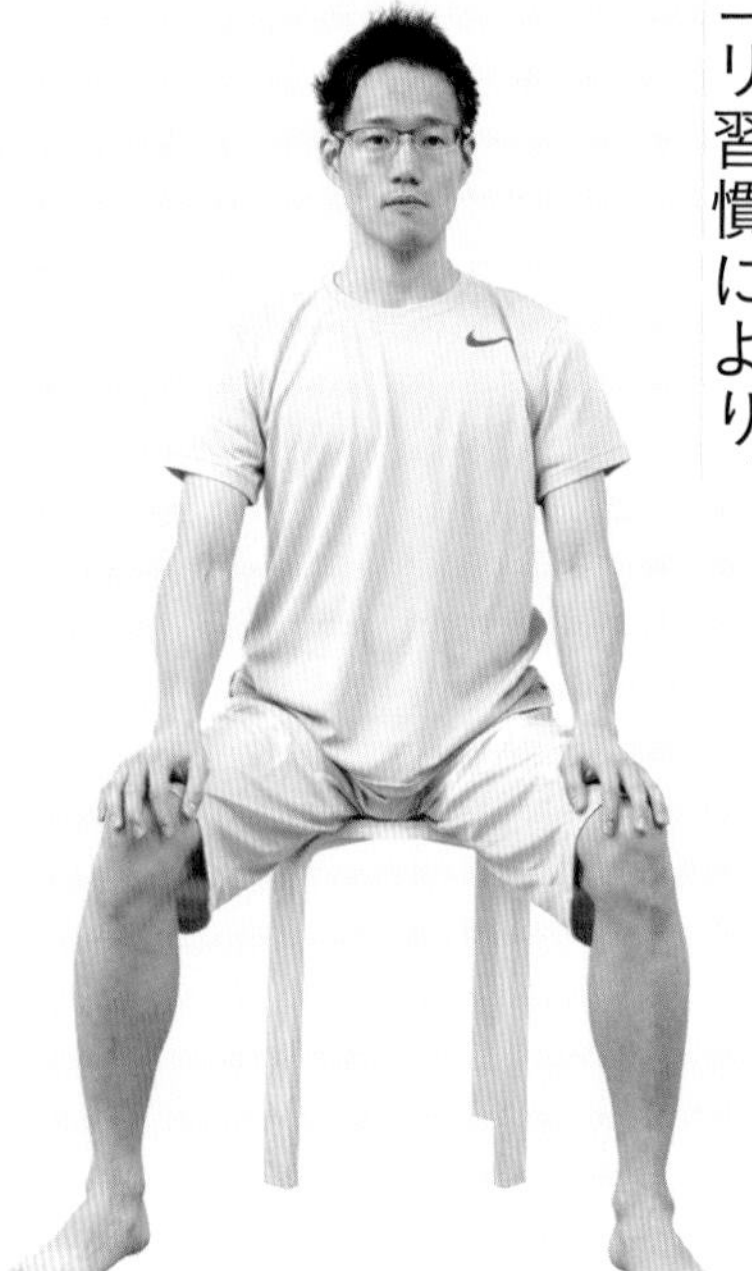

ラックス」や「柔軟性アップ」効果もあります。

体の柔軟性がアップする＝関節の可動域《かどういき》（無理なく動く範囲）が広がると、ケガをしにくくなったり、体の動きがよくなるのもうれしいですね。

私が紹介するストレッチは、効果的でありながらわかりやすいことや、解剖学《かいぼうがく》に基づき、筋肉と体の動きをリンクさせた解説が特長です。


本書は、ページが180度にパカッと開けます。寝たまま、座ったままでも見やすいですね。

また、ツイッターでご好評いただいたストレッチなので、まるでスマホを見ているように、「読む」より「見る」感覚でわかるようにも作ってみました。

まずはやりやすいものから、試してみてください。

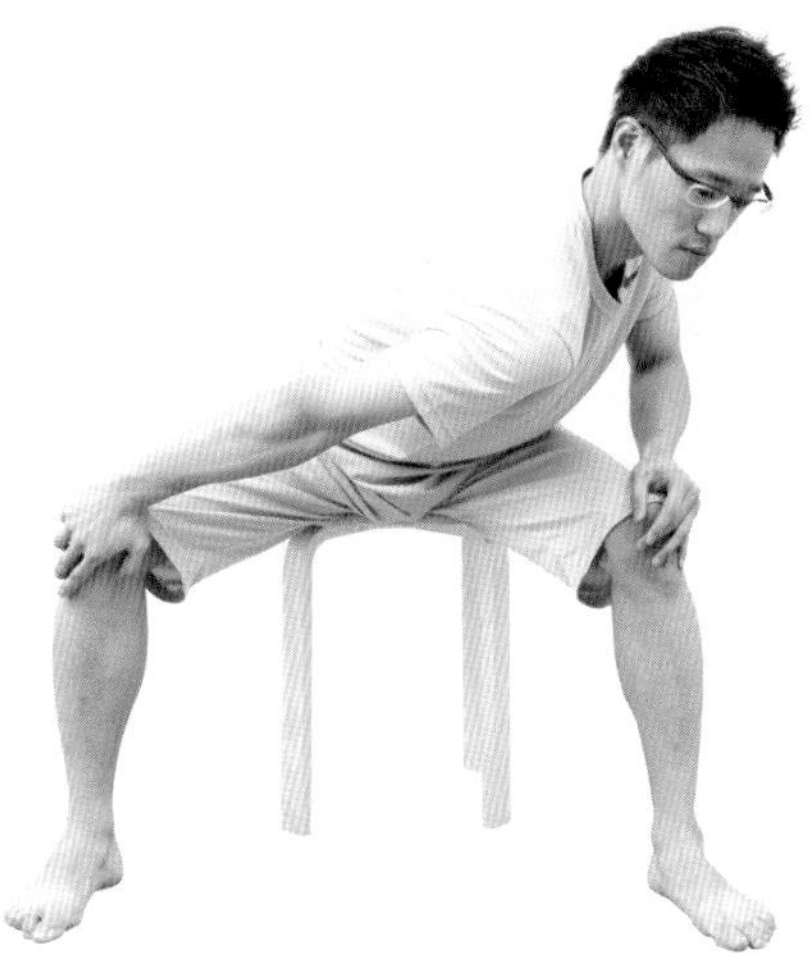

インデックス

※わかりやすいように、ここでは
筋肉の形や大きさをデフォルメ
したイラストを掲載しています。

あたりがコッてるなぁ…というときの参考にしてください。

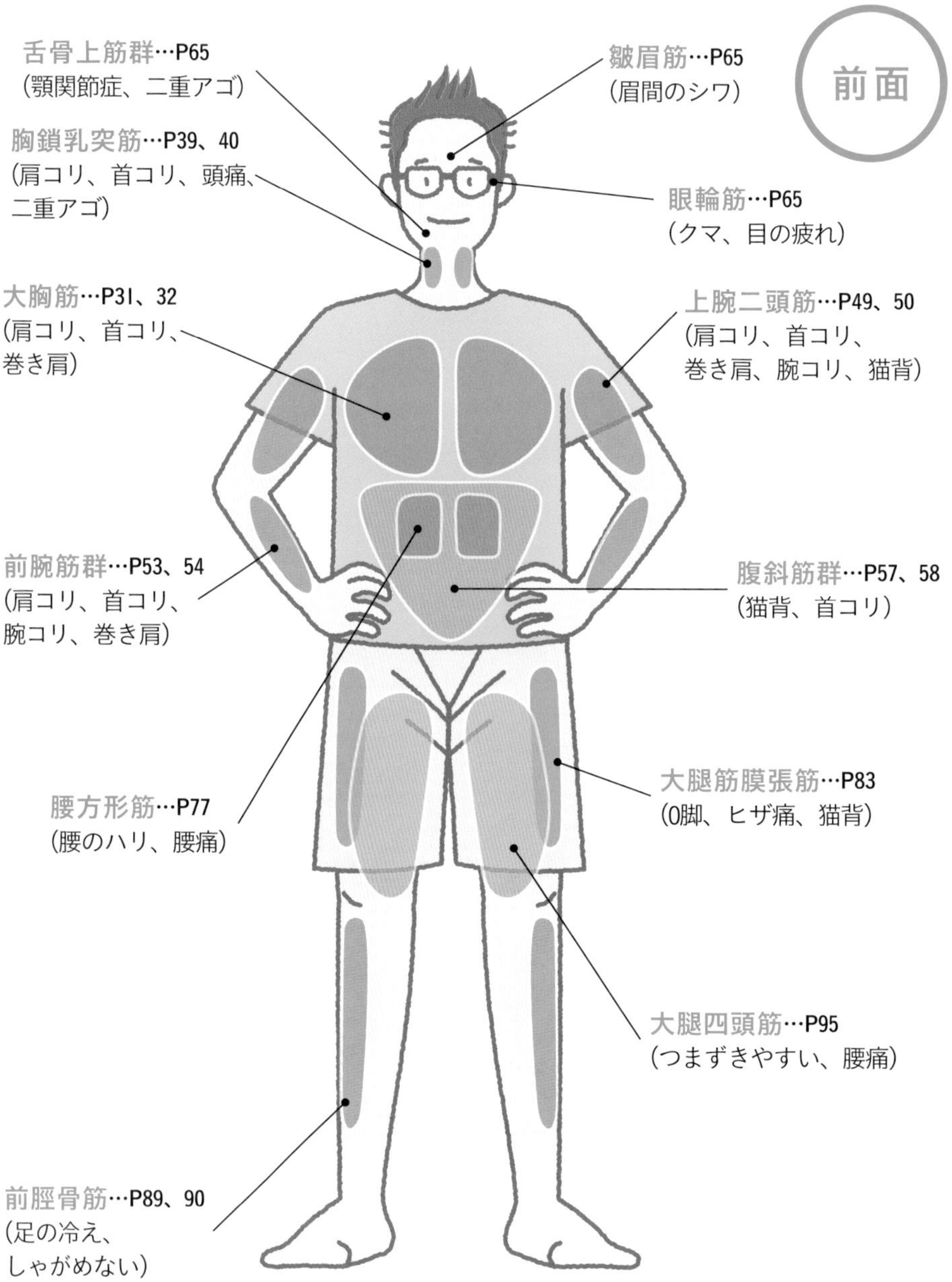

お悩み別・
この筋肉を伸ばす！

全身効能

筋肉の大まかな位置と代表的なお悩みを紹介します。体のこの

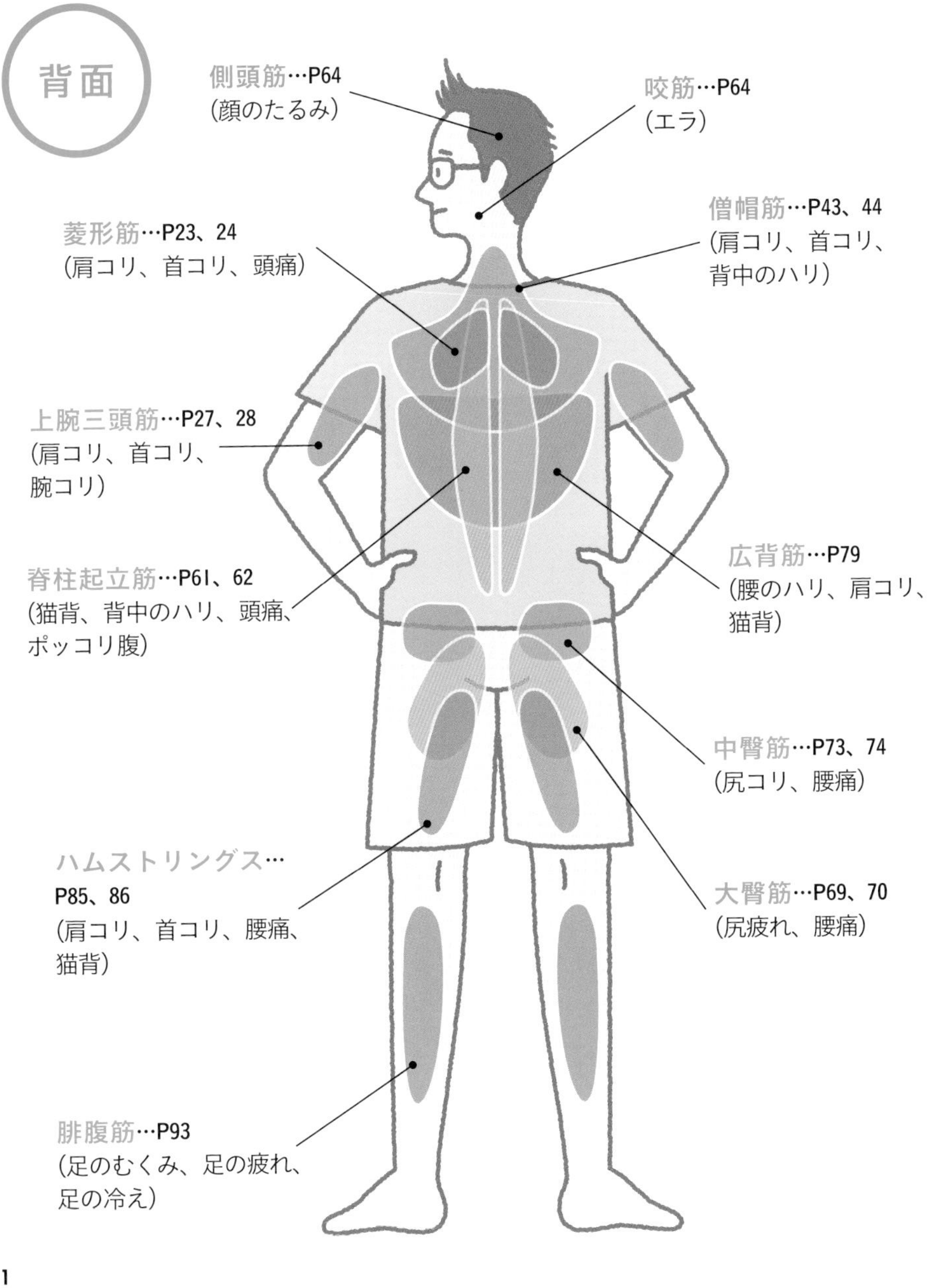

効果や安全のためのストレッチのコツ

コツ❶

20秒×3セットを目安に

20秒だけでも、一瞬肩コリなどが改善しますが、効果をしっかり感じるためには、基本的には20秒×3セット＝1分間は行いましょう。また、体に問題がなければ、5分や10分行ってもさらに効果的。

コツ❷

できれば体が温かいときに

お風呂の中やお風呂上がり、軽い運動後に行うと、筋肉がゆるんでいるので効果アップ。

コツ❸

“痛気持ちいい”くらいで！

はりきって痛いほどやってしまうと、筋肉が緊張状態となり、あまり伸びません。

コツ❹

勢いや反動はつけない

筆者のポーズ通りにしようとか、あとちょっとで手がつくなどは考えずに、ゆっくり行いましょう。筋肉が伸びればOKです。

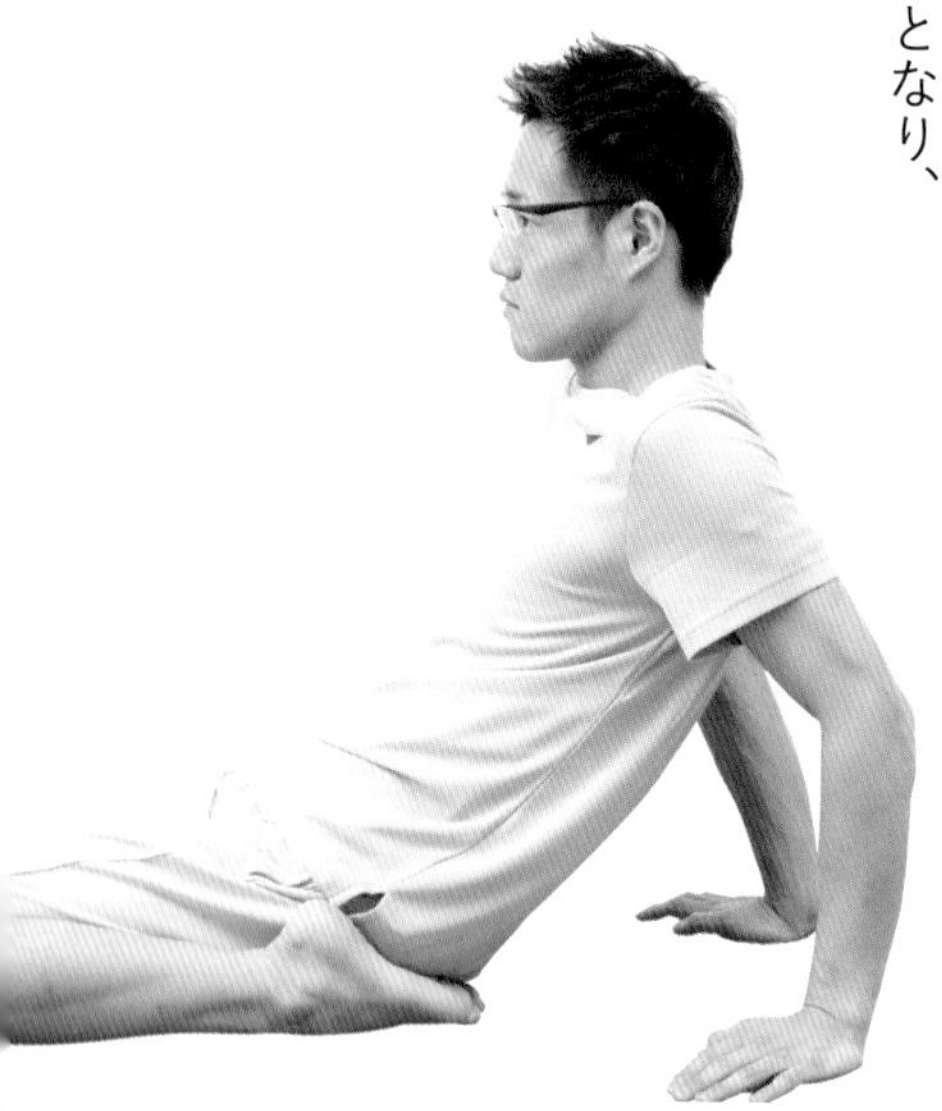

コツ⑤

息は止めないで

伸ばすときに、つい息を止めそうになりますが、息を止めると筋肉が伸びにくくなります。息を吐きながらやるか、ふつうに呼吸しながら行ってください。

コツ⑥

テレビやスマホを見ながらでいい

筋トレのように、筋肉を意識すると、かえって筋肉が緊張します。筋肉は意識せずに、テレビやスマホを見ながらなど、リラックスしてゆるく行いましょう。

コツ⑦

3日坊主でもいい

はりきりすぎるとまったくやらなくなるので、まずは1日2分×3日間だけでもやってみて。1週間休んでも再開すればいいし、毎日コツコツでなく、週末まとめてなどテキトーでOK。

コツ⑧

3か月は継続して

3日坊主しつつ、サボったり、再開したりしながらも、2か月続けると脳が慣れてきて、3か月続けると、筋肉の柔軟性がアップします。

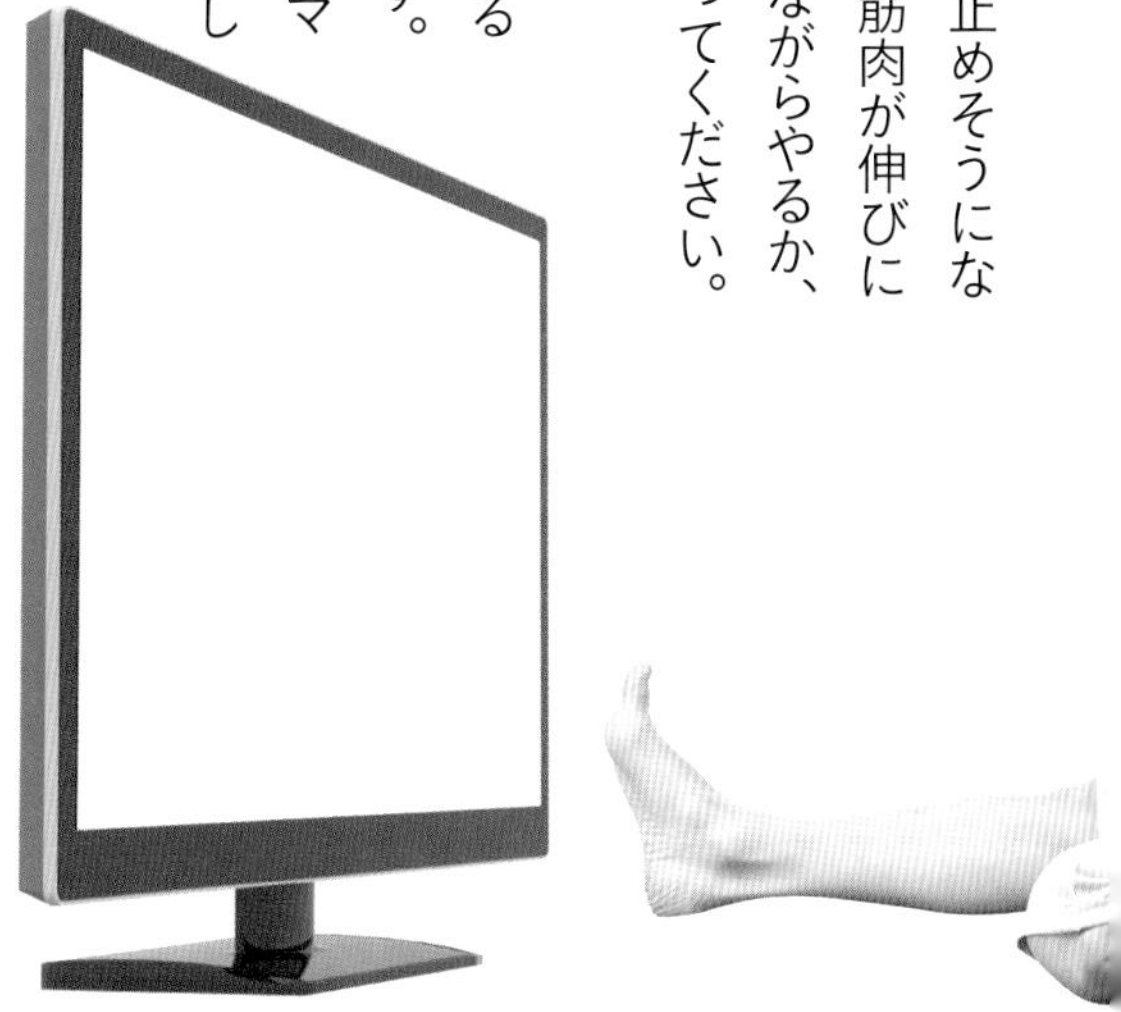

※体調の悪いとき、体を痛めているとき、飲酒後は行わないでください。
※無理のない範囲で行い、痛みなど不調を感じたら中止してください。
※ストレッチは病気を治癒するものではありません。お悩みが改善しない場合や気になるときは必ず病院へ行ってください。

気持ちよく伸ばそう！

筆者からのメッセージ。
どの筋肉がどんな原因で悩みを呼び込むかを解説。

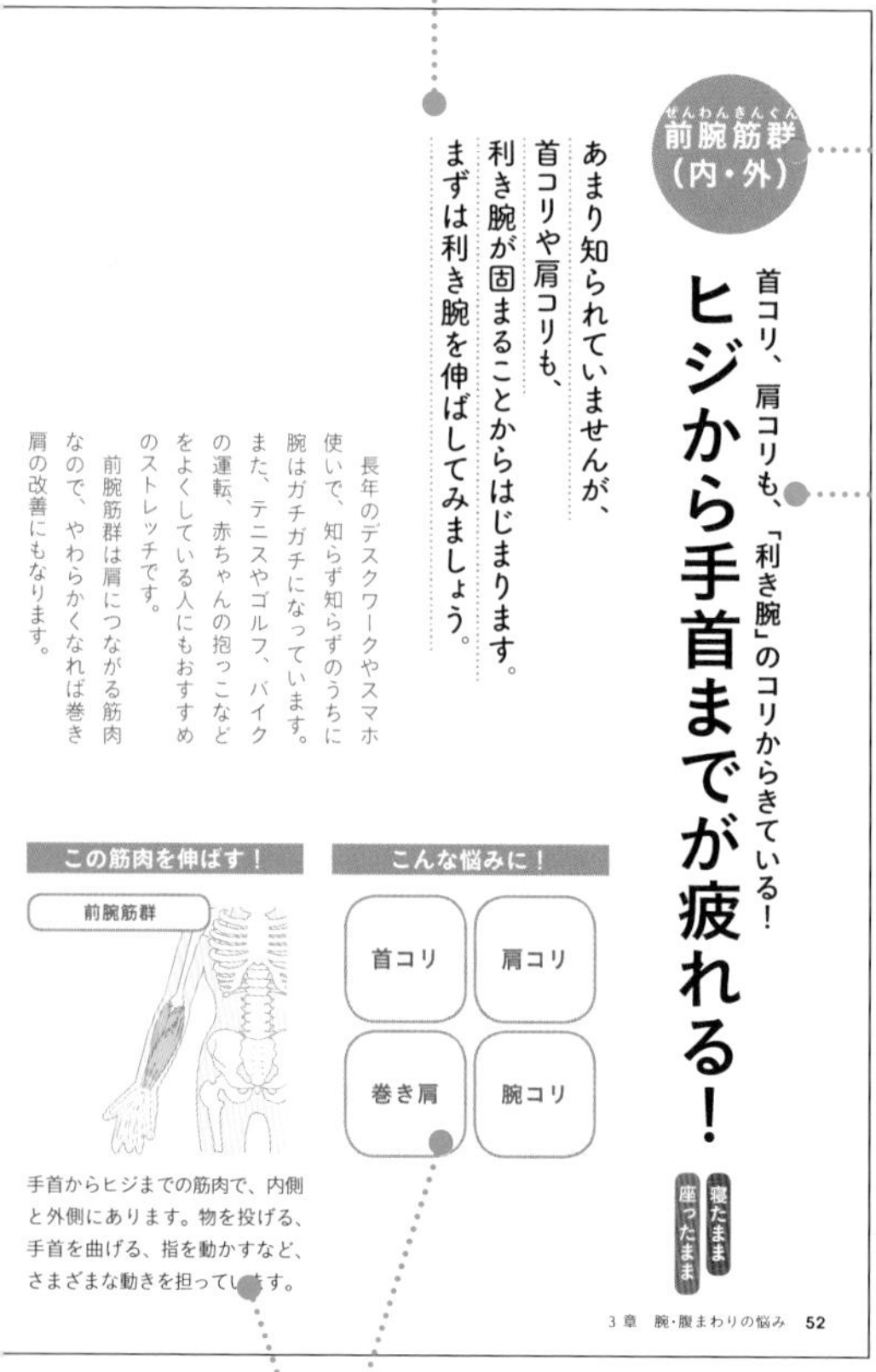
前腕筋群《ぜんわんきんぐん》
（内・外）

首コリ、肩コリも、「利き腕」のコリからきている！

ヒジから手首までが疲れる！

寝たまま
座ったまま

あまり知られていませんが、
首コリや肩コリも、
利き腕が固まることからはじまります。
まずは利き腕を伸ばしてみましょう。

長年のデスクワークやスマホ使いで、知らず知らずのうちに腕はガチガチになっています。また、テニスやゴルフ、バイクの運転、赤ちゃんの抱っこなどをよくしている人にもおすすめのストレッチです。

前腕筋群は肩につながる筋肉なので、やわらかくなれば巻き肩の改善にもなります。

この筋肉を伸ばす！

前腕筋群

手首からヒジまでの筋肉で、内側と外側にあります。物を投げる、手首を曲げる、指を動かすなど、さまざまな動きを担っています。

こんな悩みに！

首コリ	肩コリ
巻き肩	腕コリ

3章　腕・腹まわりの悩み　52

伸ばす筋肉の名称。
慣れてくると、筋肉名を覚えて
ストレッチするようになります。

悩みの代表例を掲載。

筋肉の解剖イラストと、
その筋肉を伸ばすと
改善される悩みを掲載。

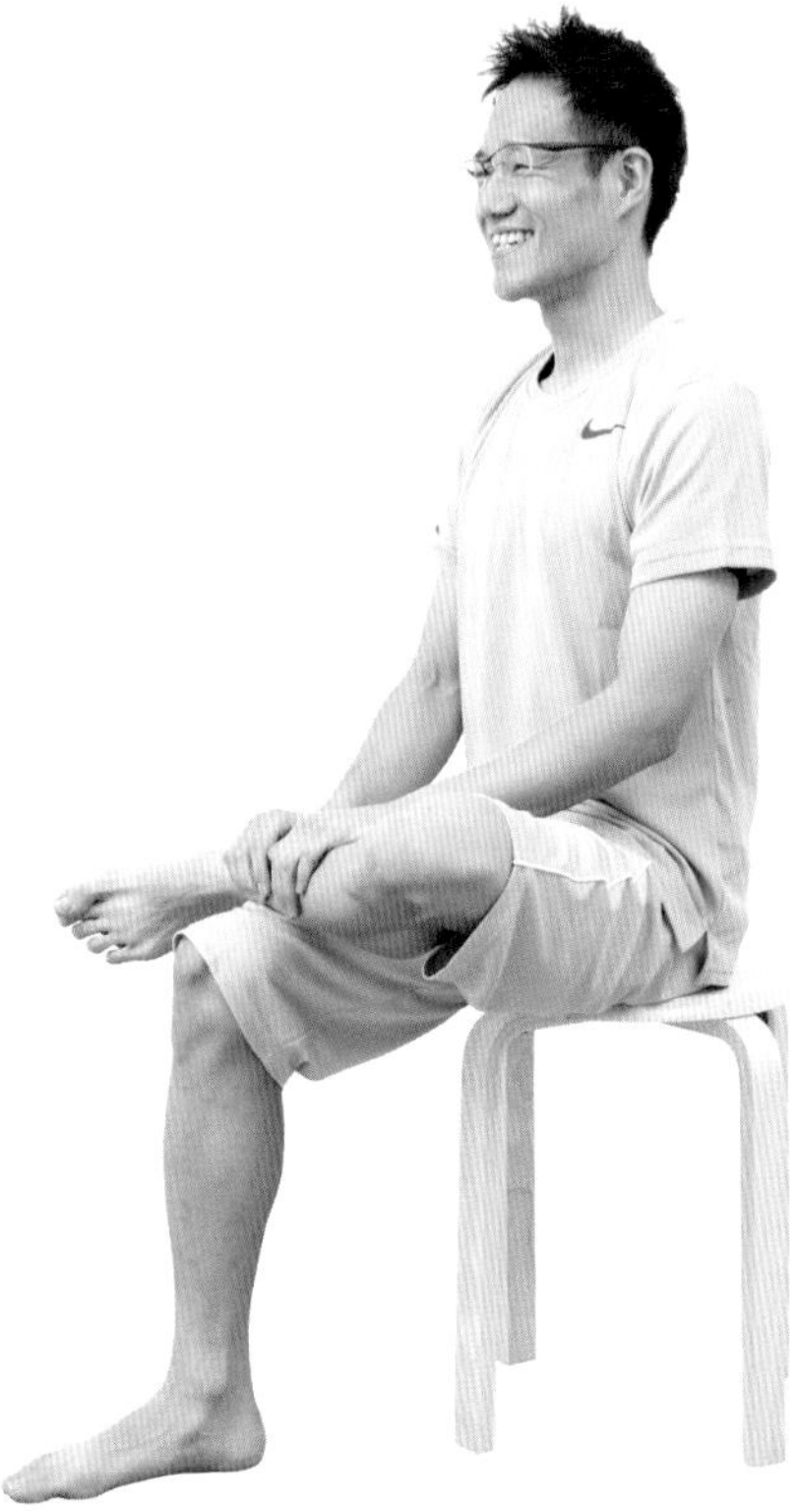

本書を効果的に使って、

「座ったまま」なのか、「寝たまま」なのかを掲載。
基本は両バージョンありますが、片方だけのストレッチもあります。

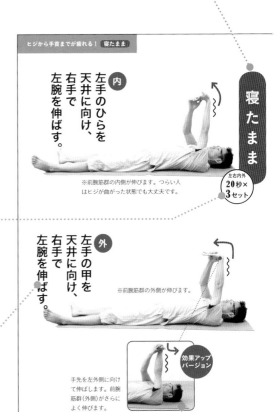

行う時間の目安ですが、
基本は各計1分間。
「左右」と書いてある場合は、
反対側も行います。

ストレッチのやり方を
かんたんステップで説明。
コツやNG例なども
参考にしてください。
伸ばす筋肉の大まかな位置は
〰〰で示しています。
左右のものは
片方だけを掲載しているので、
必ず反対側も行ってください。

きつくてできない人用の
「かんたんバージョン」や、
もっときつくやりたい人用の
「効果アップバージョン」も
掲載しています。

〈目次〉

1章 肩まわりの悩み

2章 首まわりの悩み

3章
腕・腹まわり
の悩み

僧帽筋

首も肩もいつも張っている

寝たまま …43

座ったまま …44

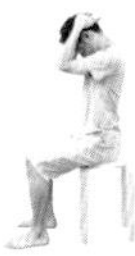

上腕二頭筋

首から腕にかけて重だるい！

寝たまま …49

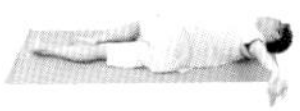

座ったまま …50

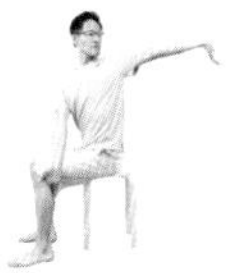

前腕筋群（内・外）

ヒジから手首までが疲れる！

寝たまま …53

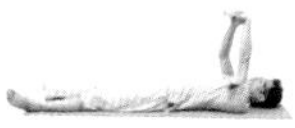

座ったまま …54

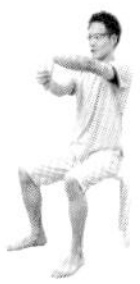

腹斜筋群

姿勢をよくする！

座ったまま …57

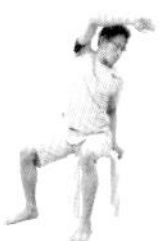

寝たまま …58

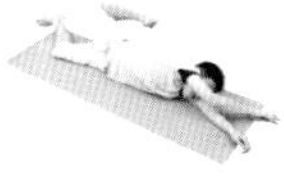

脊柱起立筋

ポッコリとお腹が出ている

寝たまま …61

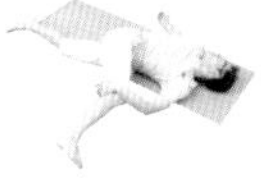

座ったまま …62

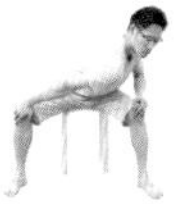

5章 足まわりの悩み

大腿筋膜張筋

O脚を治したい！

寝たまま …83

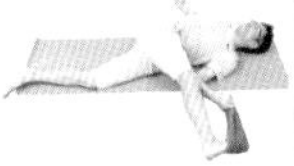

ハムストリングス

モモ疲れ・肩コリ・腰痛を解消

寝たまま …85

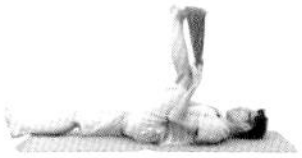

座ったまま …86

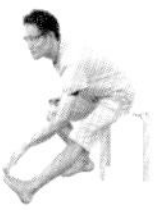

前脛骨筋

冷え性で足が冷たい！

座ったまま …89

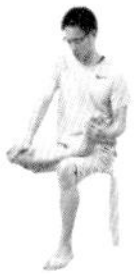

寝たまま …90

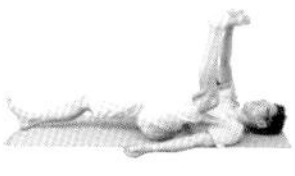

腓腹筋

足のむくみをとる

寝たまま …93

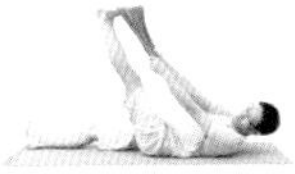

大腿四頭筋

年のせい？つまずきやすい

寝たまま …95

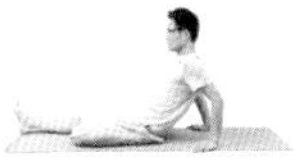

6章
目的別インデックス

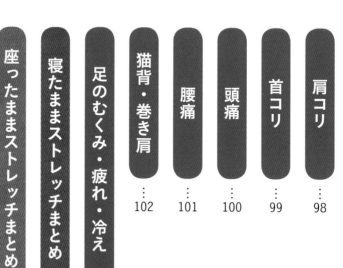

さらに深める！ Q&A

お役立ちグッズ

1章

肩まわりの悩み

デスクワーカーや運動不足の人につきものの
肩コリを改善しましょう。
また、肩が丸まってしまう
「巻き肩」になっていませんか？
こちらもいっしょに改善することをおすすめします。

菱形筋《りょうけいきん》

肩から頭へ血と酸素をめぐらせて、頭痛の解消にも！

肩コリ・頭痛がつらい！

寝たまま
座ったまま

肩コリがあって、とくに肩甲骨《けんこうこつ》の間が
カチカチの人は、
「菱形筋」のストレッチをしましょう。
これはいわゆる「肩甲骨はがし」で、
じわーっと伸ばすと
一気に肩の動きがよくなります

ここを伸ばすだけで頭痛が減った人も。普段なかなか使わない筋肉なので、ストレッチ効果が出やすいです。

このストレッチで、肩の可動域が広がり、肩から頭にも血と酸素がめぐります。

この筋肉を伸ばす！

菱形筋

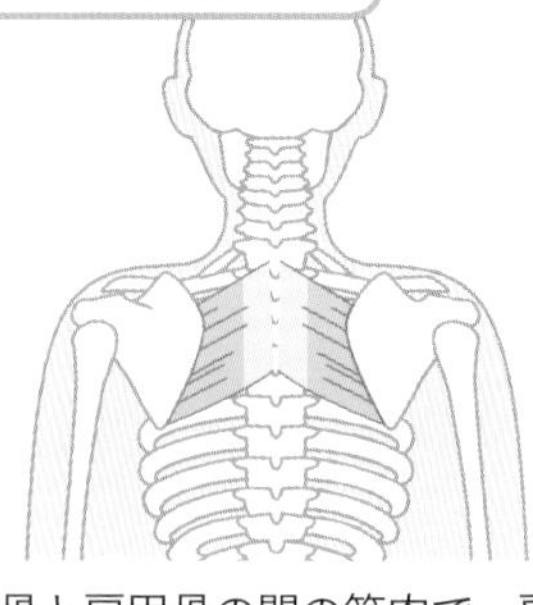

背骨と肩甲骨の間の筋肉で、肩甲骨を寄せる力があります。いつもパソコンで仕事している人の多くが硬くなっています。

こんな悩みに！

- 首コリ
- 頭痛
- 肩コリ
- 背中のハリ

寝たまま

20秒×3セット

両腕をからませて、天井へひっぱるようにして、背中を伸ばす。

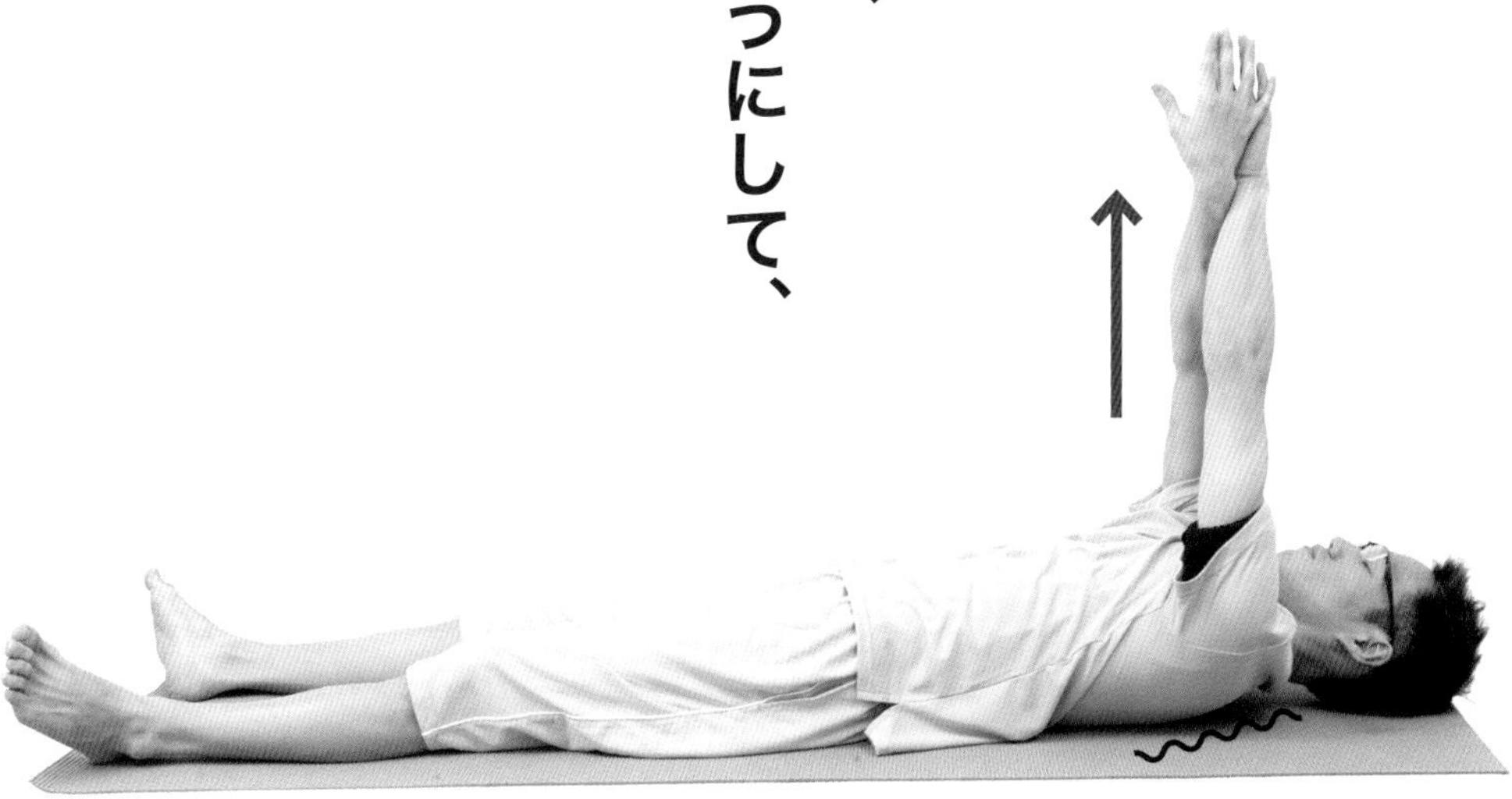

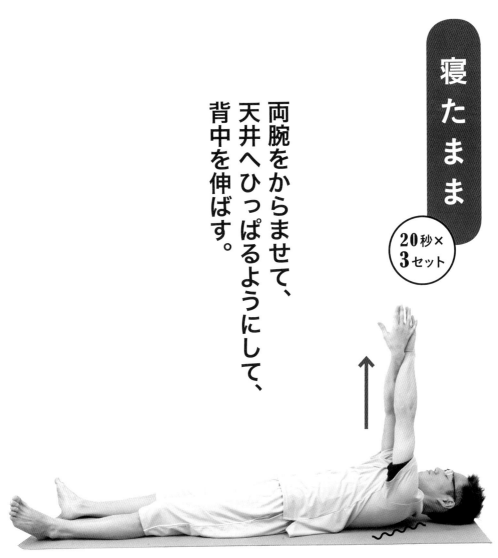

※腕のからませ方は、自己流でもOK。頭は床につけたままで！
腕をリラックスさせると伸ばしやすくなります。

菱形筋

肩コリ・頭痛がつらい！

座ったまま

20秒×3セット

1 両腕をからませる。

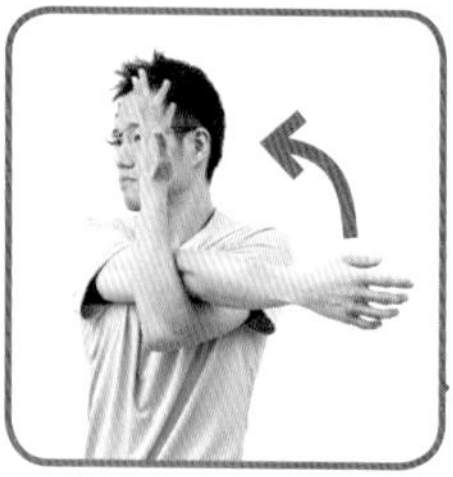

↑腕のからませ方の一例です。ただし、からませ方は、写真の通りでなくてもOK。

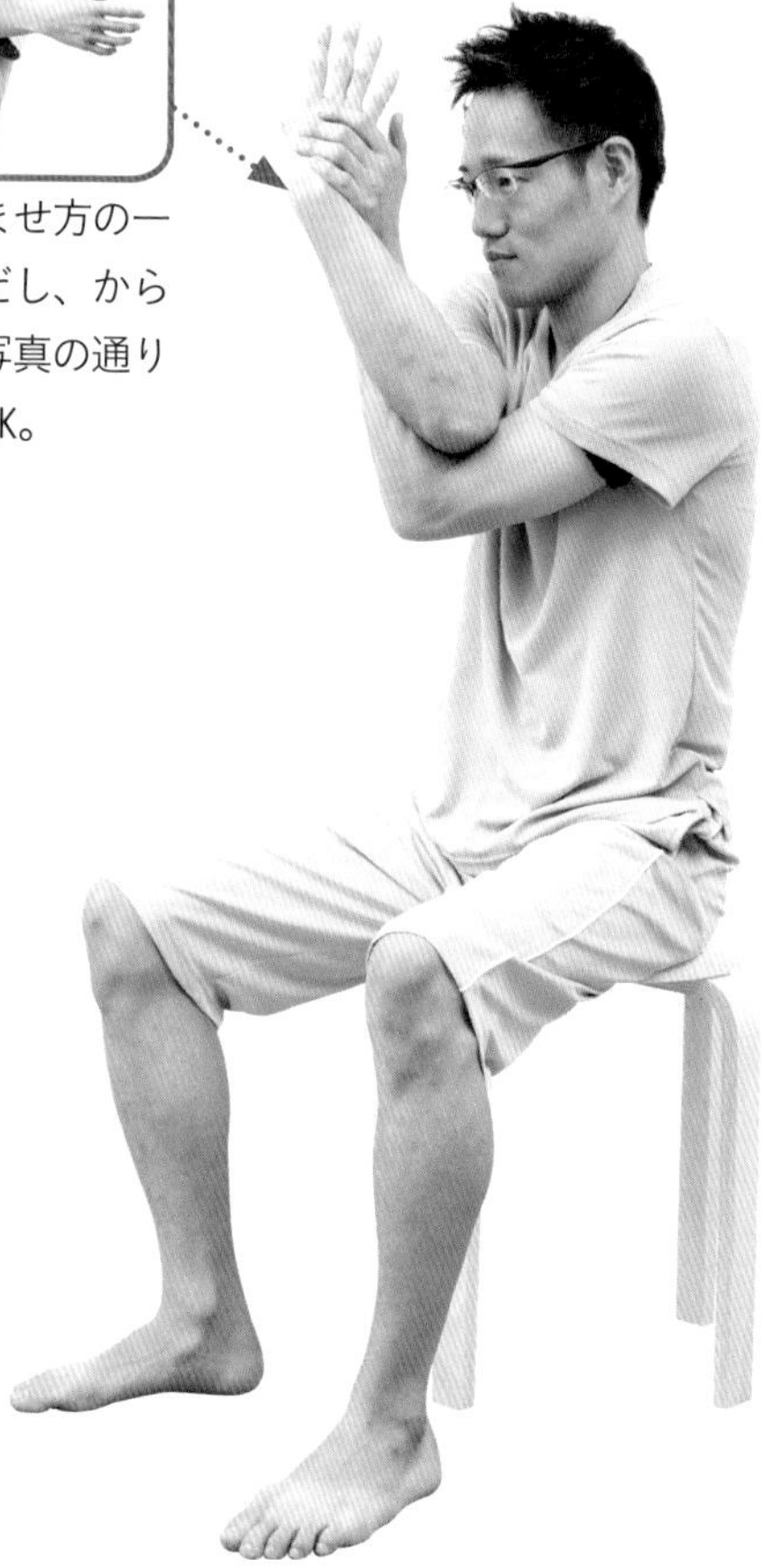

この筋肉を伸ばす！

菱形筋

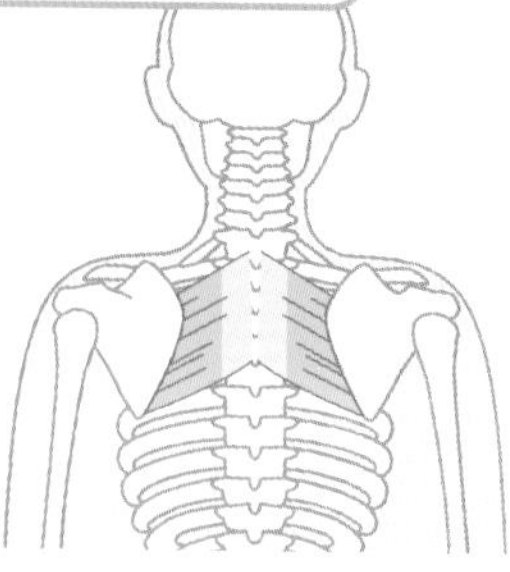

こんな悩みに！

- 首コリ
- 頭痛
- 肩コリ
- 背中のハリ

2 背中を丸めて腕を天井に向け、肩の後ろをつっぱらせる。

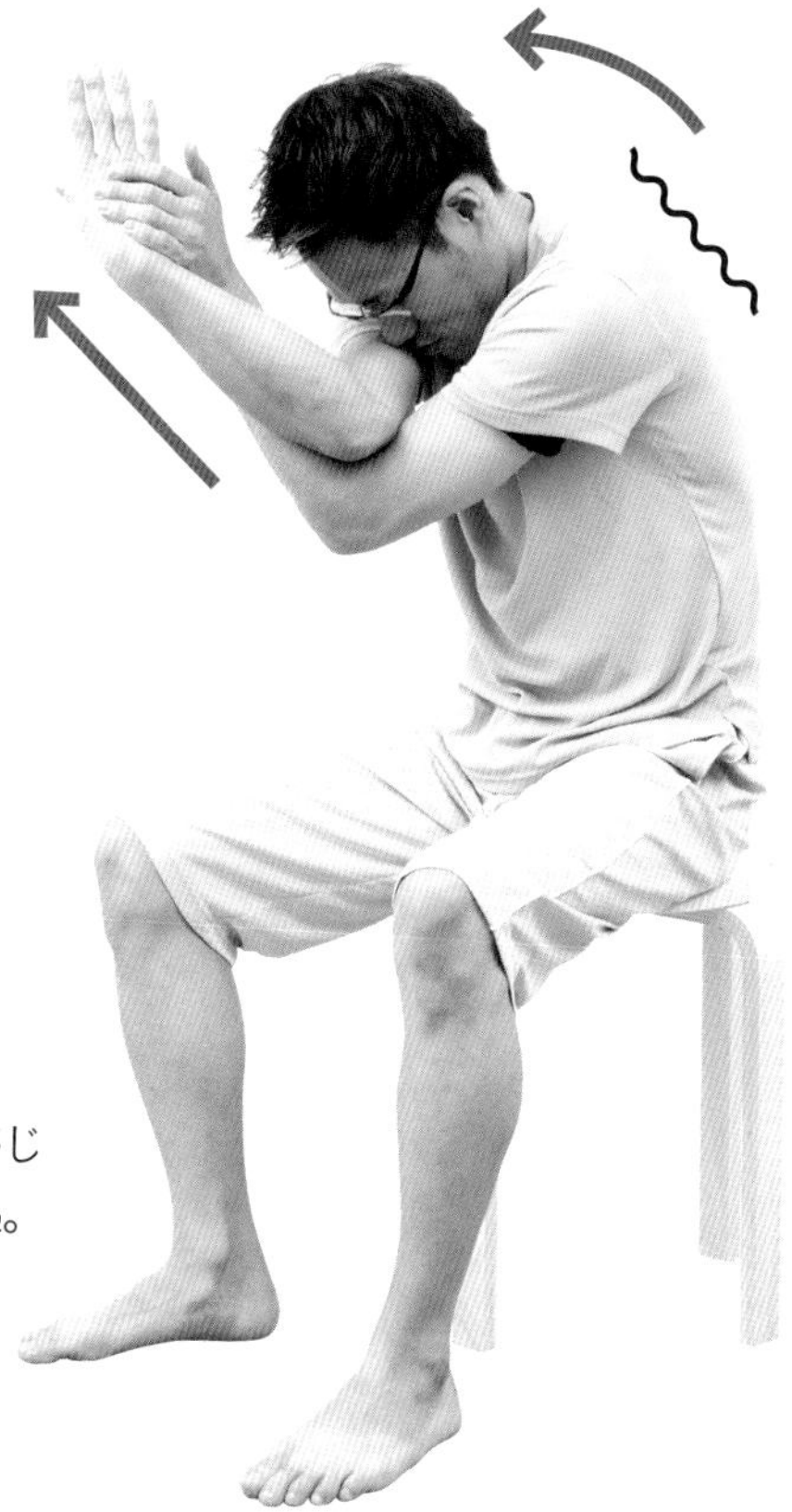

※背中につっぱりを感じれば、伸びている証拠。

かんたんバージョン

手が組めない人は、このやり方で！

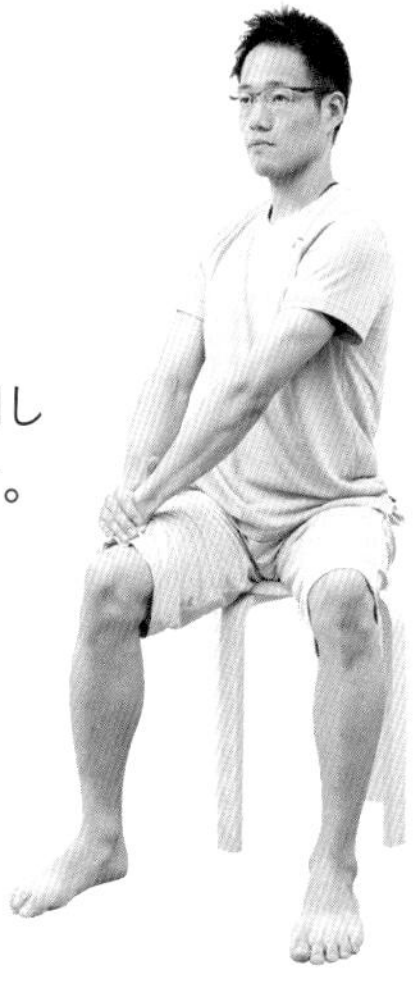

1
両手を組んで、右ヒザにのせる。

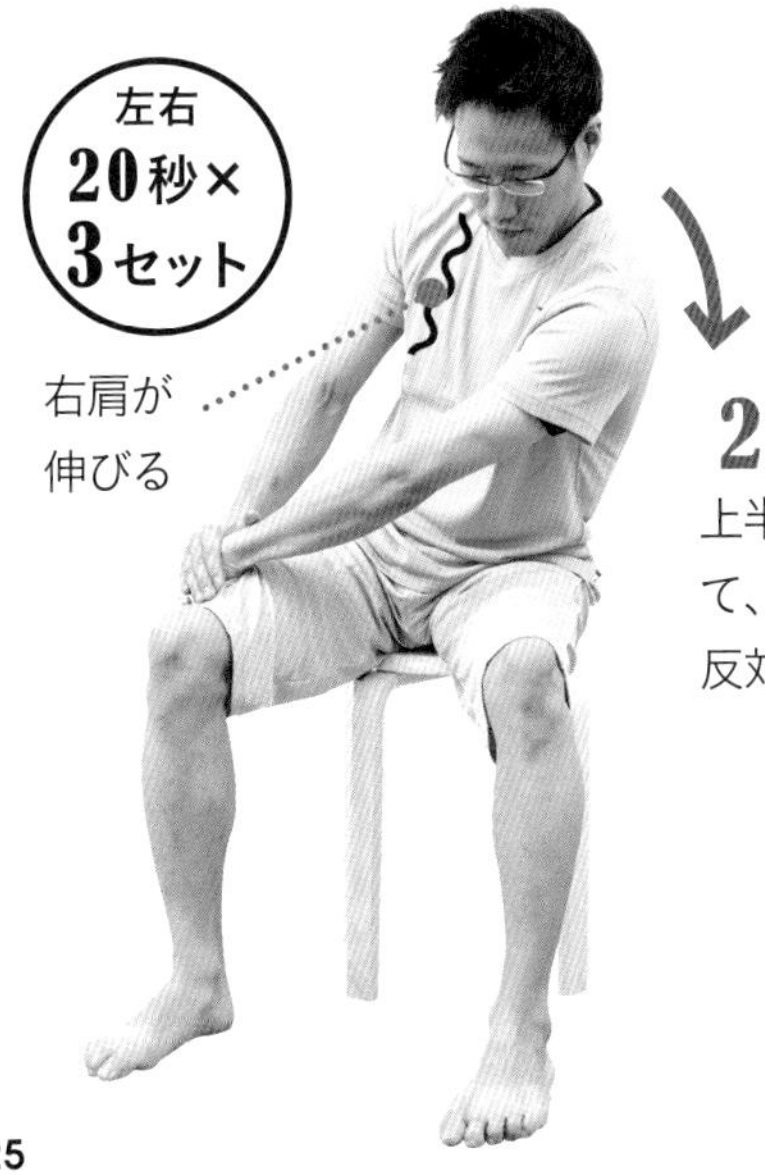

2
上半身を左前に倒して、右肩を伸ばす。反対側も行う。

上腕《じょうわん》三頭筋《さんとうきん》

パソコン作業で腕を曲げっぱなしの方へ、一石四鳥ストレッチ

腕や肩がガチガチ

寝たまま　座ったまま

パソコン作業で腕を曲げっぱなしのせいで、腕がガチガチの人が多いんです
しかも、この「上腕三頭筋」は肩甲骨からヒジまでつながっている筋肉。
このストレッチで腕だけでなく肩までスッキリ、ラク～に！

この筋肉は、肩まわりの腕の骨や肩甲骨、ヒジの骨とつながっています。ここが硬いと、腕コリや肩コリだけでなく、猫背になったり腕が上がらなくなったりします。

逆にいうと、このストレッチだけで、猫背、腕・肩・首コリの改善になるので、一石四鳥です！

こんな悩みに！

- 首コリ
- 肩コリ
- 猫背
- 腕コリ
- 腕のむくみ

この筋肉を伸ばす！

上腕三頭筋

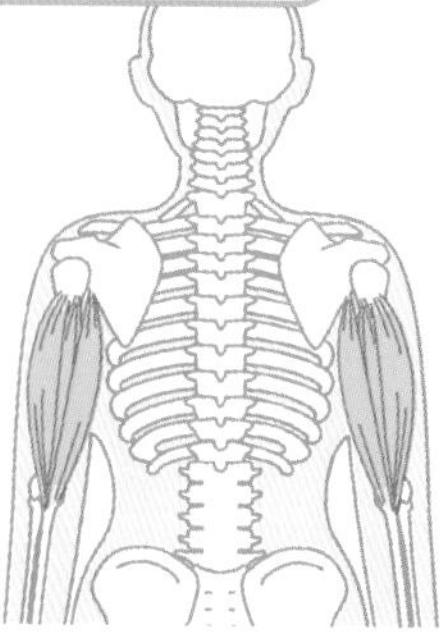

ヒジを伸ばすときに使う筋肉。いわゆる二の腕の外側の筋肉で腕の中では体積が大きいです。

寝たまま

左右
20秒×
3セット

1 体を左に向けて…

※足は自然にダラッとさせておきます。

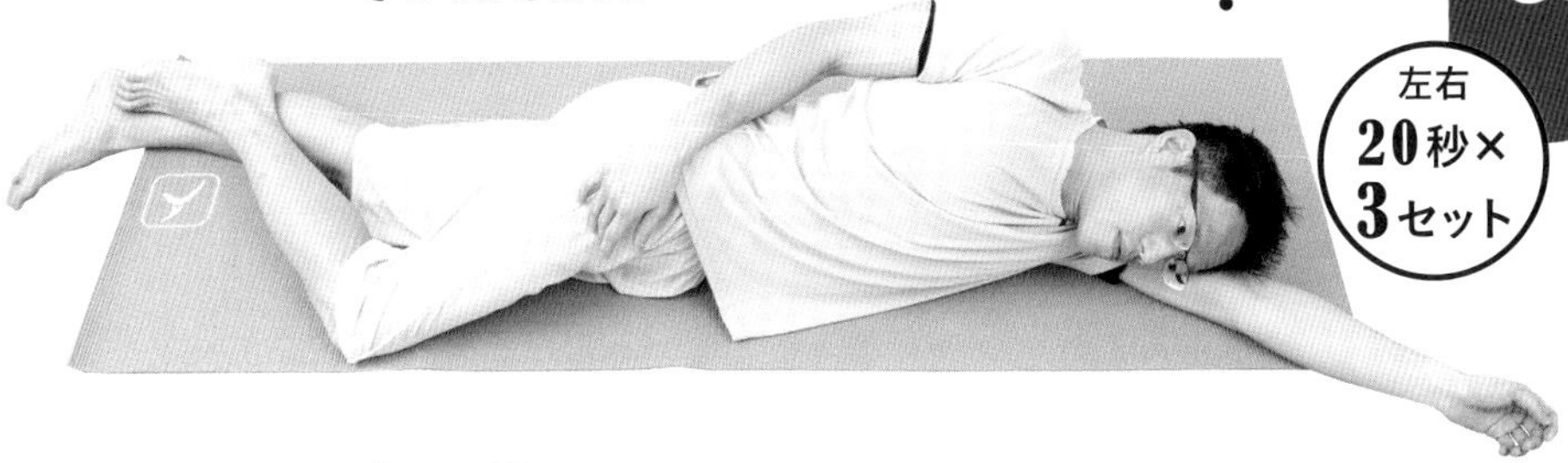

2 左手で右ヒジを抱えて右の二の腕を伸ばす。

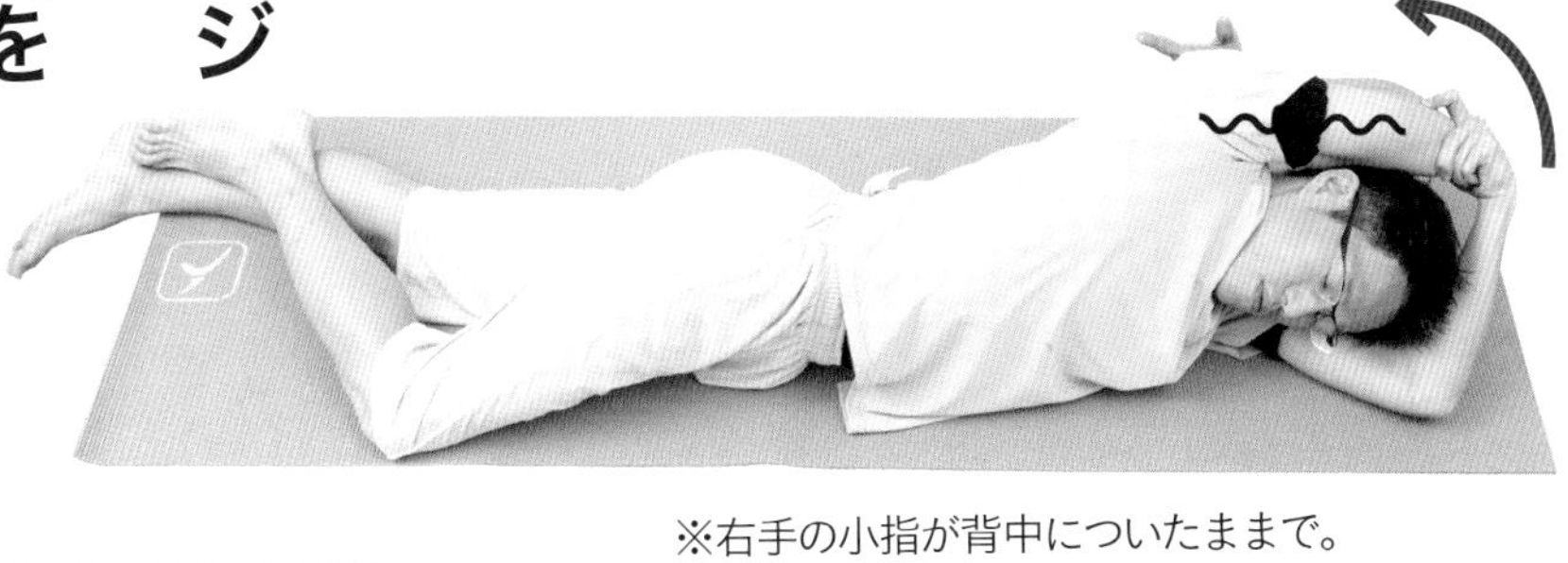

※右手の小指が背中についたままで。

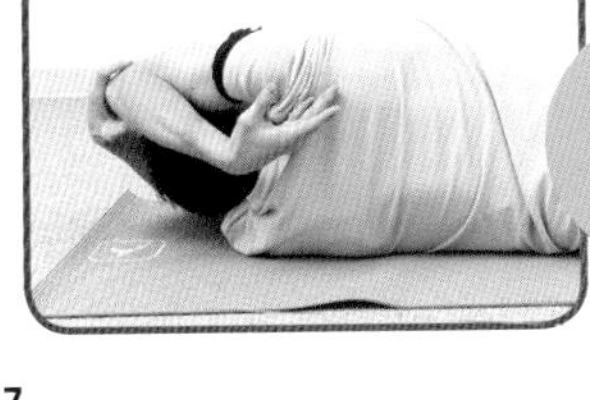

背中側から見ると…

上腕三頭筋

腕や肩がガチガチ

座ったまま

左右 20秒× 3セット

1 右腕で左ヒジを抱え…

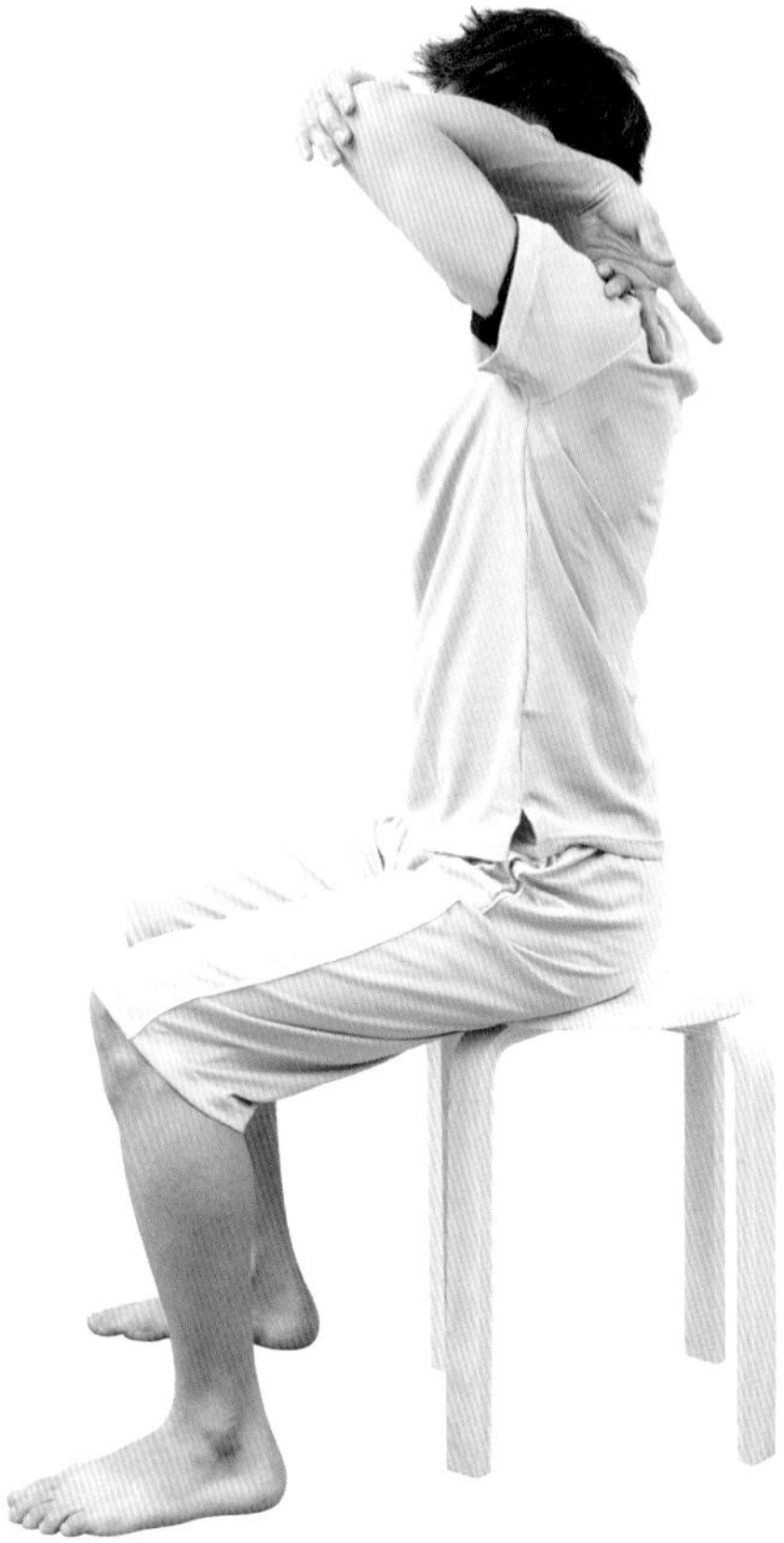

この筋肉を伸ばす！

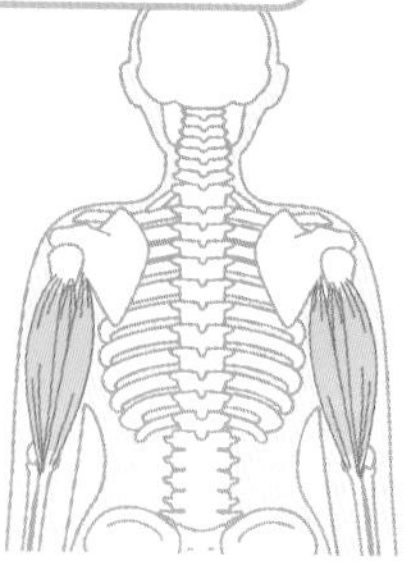

こんな悩みに！

- 腕のむくみ
- 首コリ
- 肩コリ
- 猫背
- 腕コリ

2 左ヒジを真上へ反らし、二の腕の外側を伸ばす。

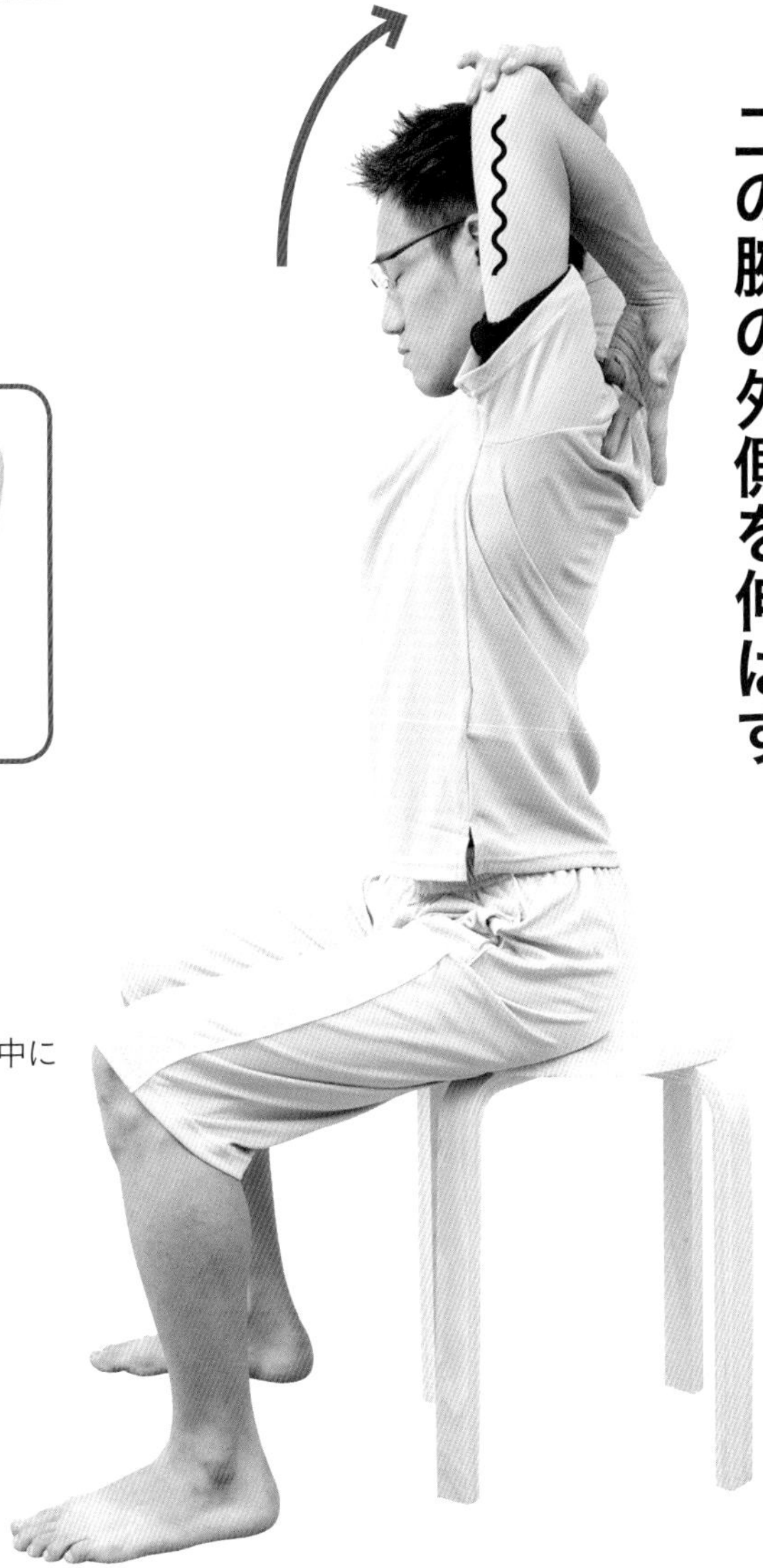

背中側から見ると…

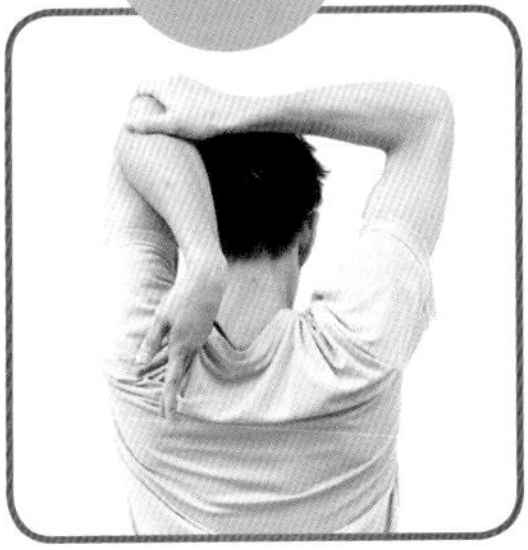

※左手の小指が背中についたままで。

NG

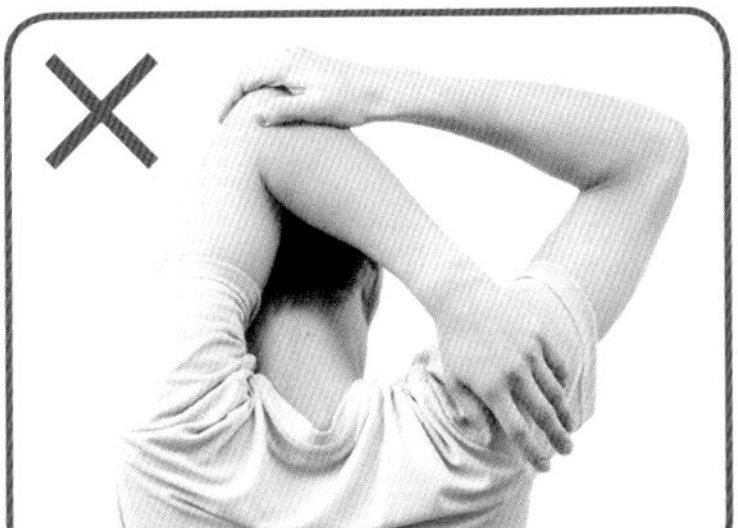

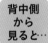

左ヒジを右側へ伸ばしてしまうと、別のところが伸びてしまいます！

大胸筋《だいきょうきん》

肩コリ、首コリも「巻き肩」からくる！
巻き肩を治す

寝たまま
座ったまま

デスクワークでいつも背中が丸まっている人はもちろん、筋トレで胸を鍛えている人も「巻き肩」率は高め！鍛えるだけでなく、ストレッチもしましょう。

巻き肩とは、肩が丸まってしまっている状態。手から胸にかけて固まることで肩関節が内側にずれていき、姿勢が悪くなって背中にムダな肉がつきやすくなります。巻き肩状態で筋トレしても、ガタイがよくなるだけです。

巻き肩の主なデメリットは「姿勢が悪くなる」「バストがくずれる」「胸の筋肉が硬くなる」「上半身のバランスがくずれる」「肩甲骨まわりの筋肉が硬くなる」「代謝を高める褐色細胞の働きの低下」などです。

この筋肉を伸ばす！

大胸筋

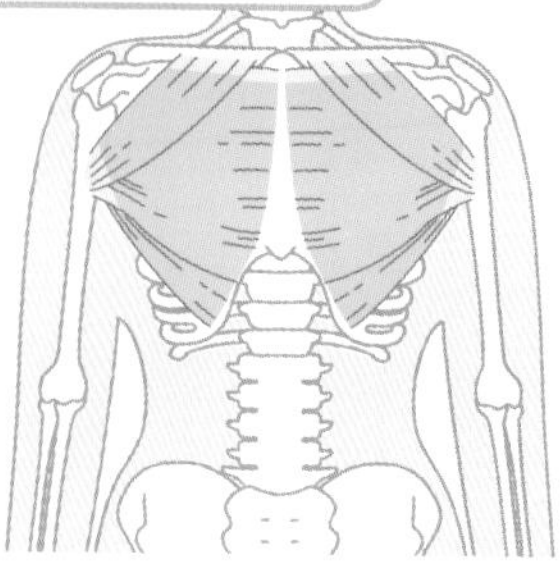

大胸筋は鎖骨と腕にもついているので、硬くなると肩が内に巻き、猫背になって疲れやすく、背中にも肉がつきやすくなります。

こんな悩みに！

首コリ	巻き肩
背肉	猫背
疲れやすい	肩コリ

寝たまま

左右
20秒×
3セット

1 体を右に向け…

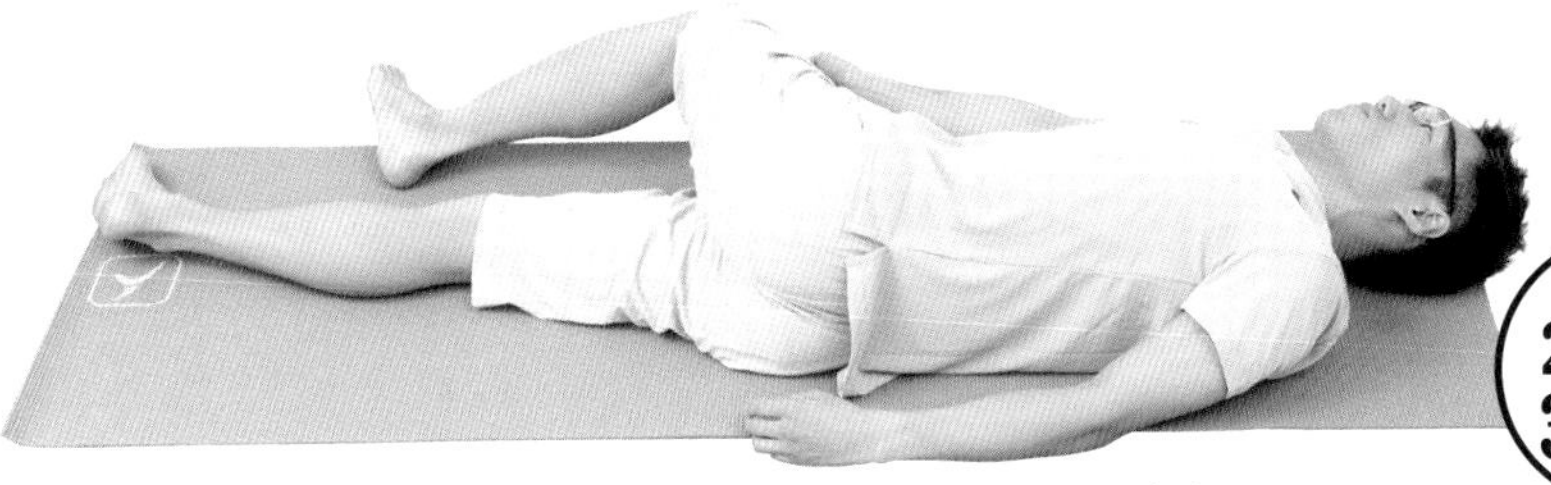

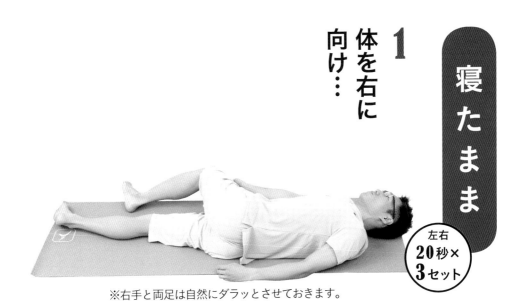

※右手と両足は自然にダラッとさせておきます。

2 左腕を左斜め上に向けて、左胸を広げる。

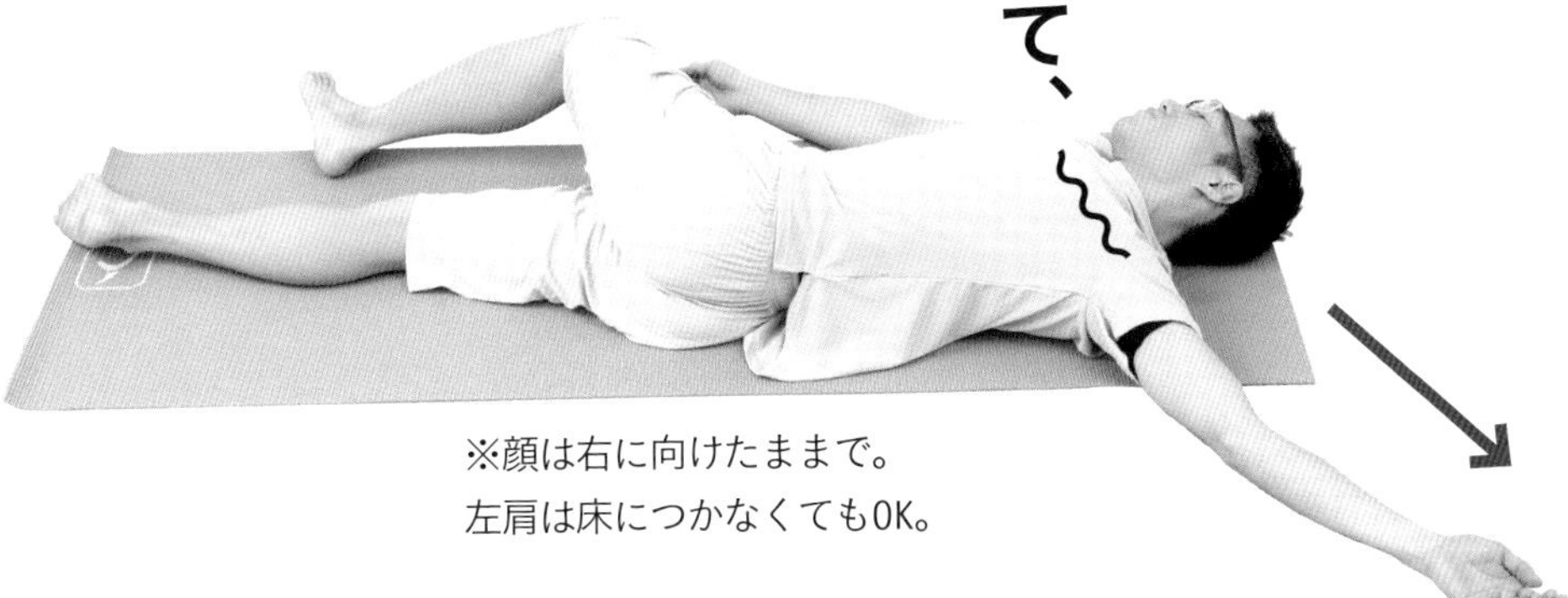

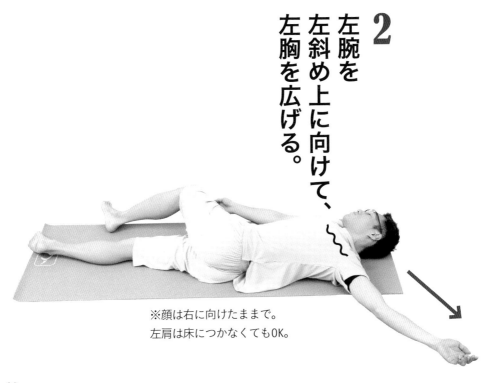

※顔は右に向けたままで。
左肩は床につかなくてもOK。

大胸筋

巻き肩を治す
座ったまま

20秒×
3セット

1 後ろで手を組み…

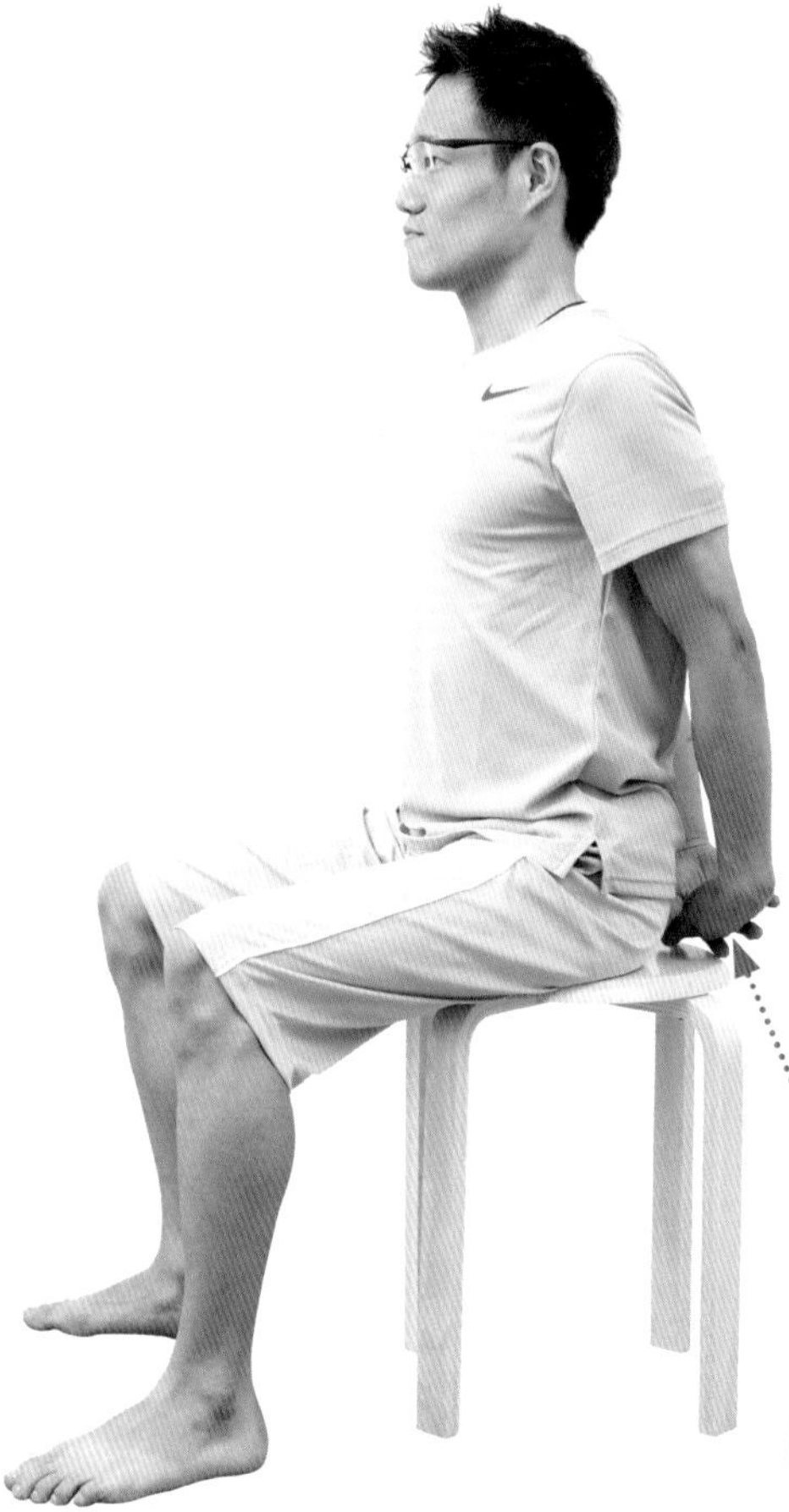

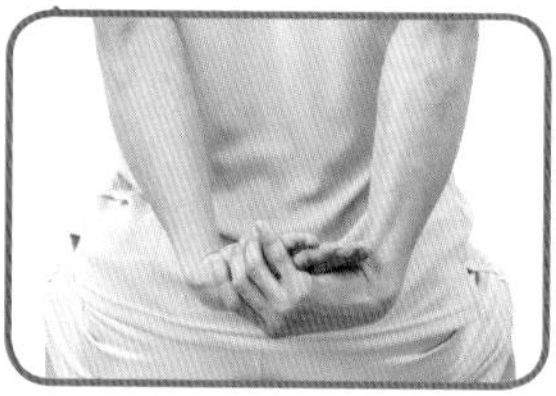

※手の組み方は自分のやりやすい方法でOK。

この筋肉を伸ばす！

大胸筋

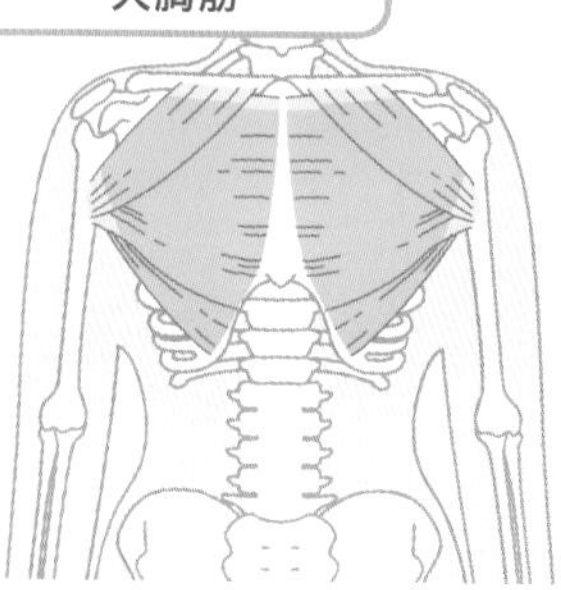

こんな悩みに！

背肉	肩コリ	巻き肩
疲れやすい	首コリ	猫背

2 腕を上げて、胸を広げる。

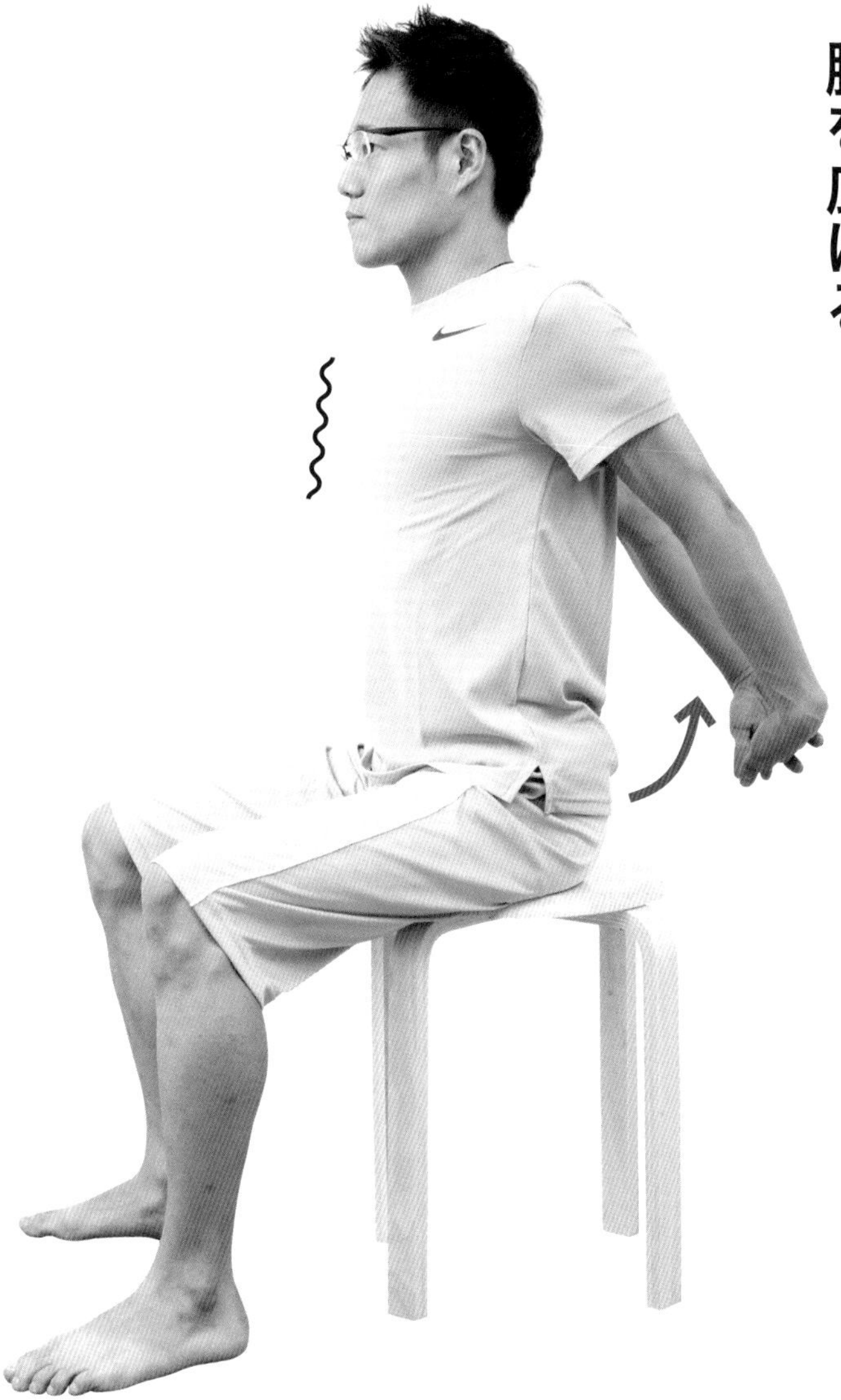

※腕の高さは自分のやりやすい位置で大丈夫。
写真が示すのは基本的な腕の高さです。

ストレッチの3大誤解 ①筋肉痛に効く？ ②脂肪を減らす？ ③準備運動によい？

Q ストレッチは筋肉痛を改善しますよね？

A 改善しません

実はストレッチは、筋肉痛の痛みの改善にはなりません。

筋肉痛は炎症が起こっている状態です。そこに冷水をつけると血管が収縮して腫《は》れを抑えられ、炎症反応が減ることは推測されています。

なので、冷水シャワーを筋肉痛のところにかけるといいかもしれませんが、改善されると断言はできません。

なお、筋肉痛のときは、「筋《きん》肥《ひ》大《だい》（筋肉を増やす）」させたいなら計画的に休養すべきです。

一方で筋肥大が目的ではなく、「筋肉痛だけど、歩くときなどにカクカクせずに動きをなめらかにしたい」場合は、軽い運動で血流をよくするのをおすすめします。

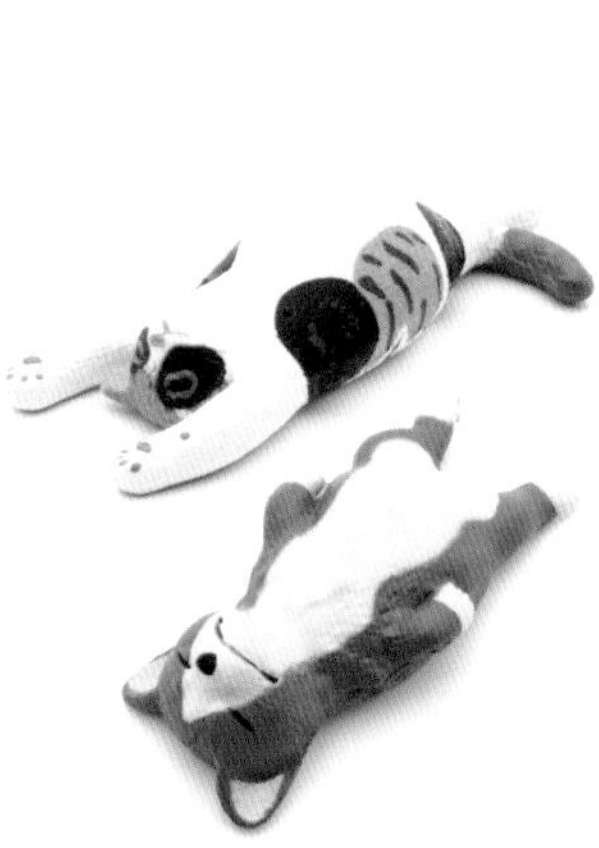

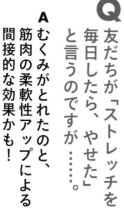

Q 友だちが「ストレッチを毎日したら、やせた」と言うのですが……。

A むくみがとれたのと、筋肉の柔軟性アップによる間接的な効果かも！

おそらくストレッチで血行がよくな

り、むくみがなくなって、姿勢もよくなり、細くなったのでしょう。ストレッチそのものが脂肪を減らすわけではありません。

でも、私のお客様でも、ストレッチにより足や顔がほっそりする人は多いですね。

また、ストレッチを続けることで日常生活で筋肉を動かしやすくなったり、コリや痛みが減ったため、日々の活動量が自然とアップするかもしれません。それがダイエットになることはありそうです。

Q ストレッチは、運動前に行うとケガ防止になる？

A 本書のストレッチは、運動前のケガ防止には不向き！

本書で紹介しているのは、すべて「静的《せいてき》ストレッチ（姿勢をキープしながら、ゆっくり筋肉を伸ばす）」というものです。静的ストレッチは運動前には向かず、それどころか、やってから運動すると、パフォーマンスがダウンする場合があります。しかも、筋トレ前に静的ストレッチをすると、むしろケガをしやすくなる説まであります。

そこで運動前には、「動的《どうてき》ストレッチ（体を動かす体操的なもの）」がおすすめ。

代表的な動的ストレッチで、どなたでもやりやすいのが「ラジオ体操」です。ラジオ体操はＮＨＫのテレビ、ラジオで毎朝やっているので、参考にしてみて！

お役立ちグッズ ❶

巻き肩・猫背の人にめちゃオススメ
ストレッチポール

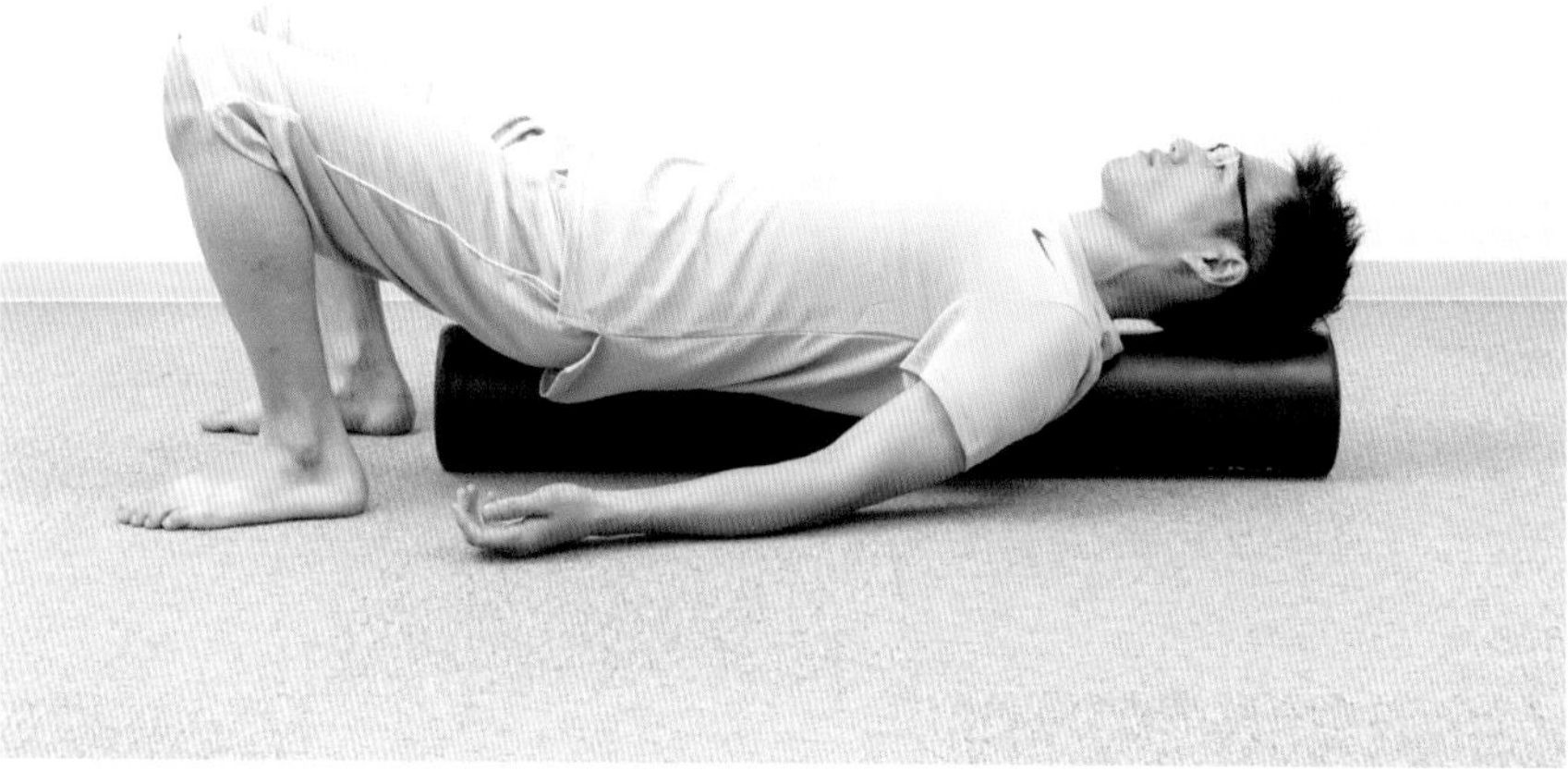

「ストレッチポール」を使うと、
かんたんにストレッチができます。

ここではストレッチポールの「基本のポーズ」を紹介。
このポーズで、「背骨がナチュラルになって姿勢が改善する」「反り腰の改善」「猫背（巻き肩）の緩和→肩コリ緩和」「全身のリラックス効果」などが期待できます。他にも、ストレッチポールを使ったいろいろなストレッチがあり、筆者のツイッターでもいくつか方法を載せています。
https://twitter.com/nst_nakata/status/1139917272376475648
（ストレッチポールの9つのストレッチを紹介）

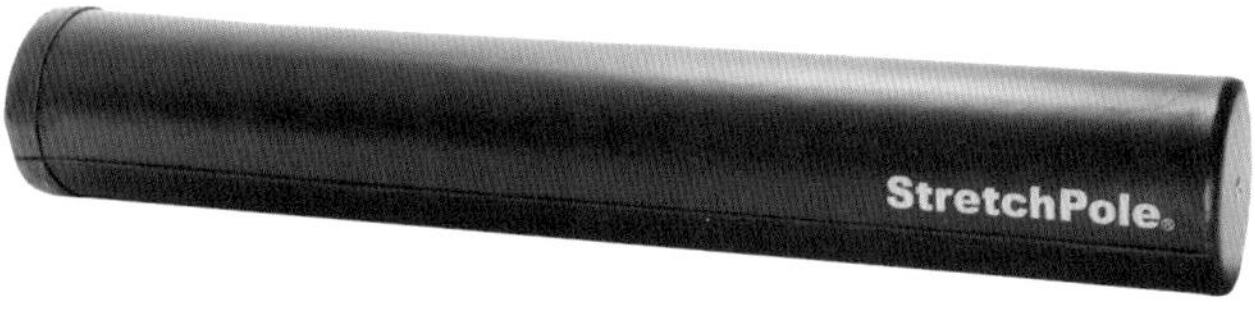

2章

首まわりの悩み

スマートフォンやパソコンの画面を見続けていると、
首を下に曲げたままなので、首コリしやすくなります。
首まわりの筋肉を伸ばすと、首コリだけでなく
肩コリも改善します。

胸鎖《きょうさ》乳突筋《にゅうとつきん》

デスクワーカーの80％は自覚のない首コリ！

首コリがつらすぎる

座ったまま
寝たまま

スマホ、パソコン使いの首コリには
このキッ～いストレッチがおすすめ！
「胸鎖乳突筋」は首でいちばん大きな筋肉で、
さらにこれに沿うように
太い血管があるため、
伸ばすとスッキリしやすいですよ😊

スマホやパソコンの画面をまっすぐ見たままだったりすると、この筋肉が固まります。

ここは下の図のように鎖骨・胸骨につながっているので、硬くなると顔が下向きになり、呼吸しにくくもなります。

こんな悩みに！

首コリ

頭痛

肩コリ

二重アゴ

この筋肉を伸ばす！

胸鎖乳突筋

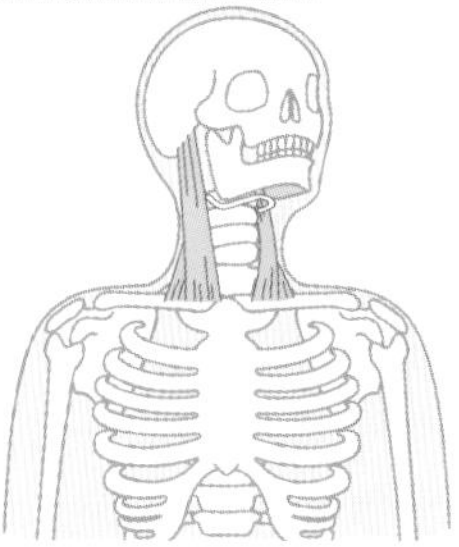

首を左右に傾けたり、ねじったりするときによく働く筋肉。ストレッチで血をめぐらすと、周囲の肩から頭にも酸素がめぐります。

座ったまま

左右
20秒×
3セット

1 右手を頭の上に。左手を背中に回し…

左肩は上げない！

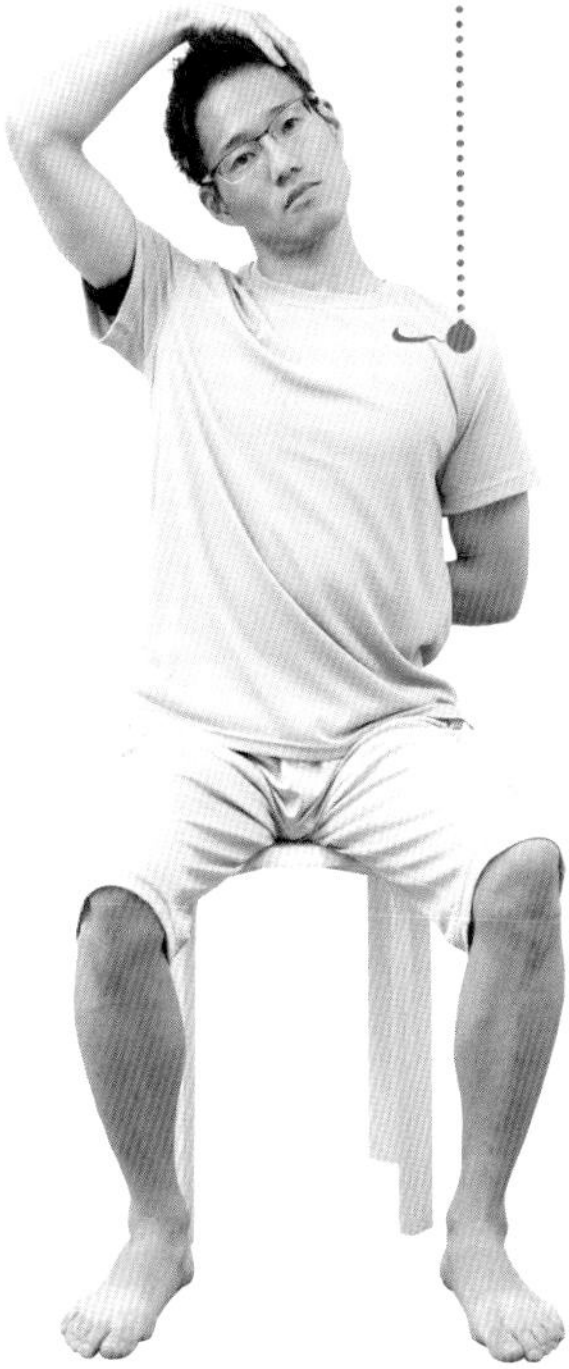

後ろ側から見ると…

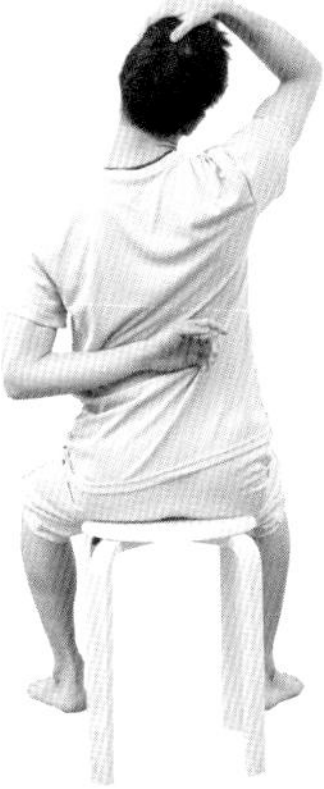

※力を入れすぎるとケガをするので、ゆっくりと行いましょう。

2 そのまま手で頭を右後ろにひっぱり、ゆっくり首を伸ばす。

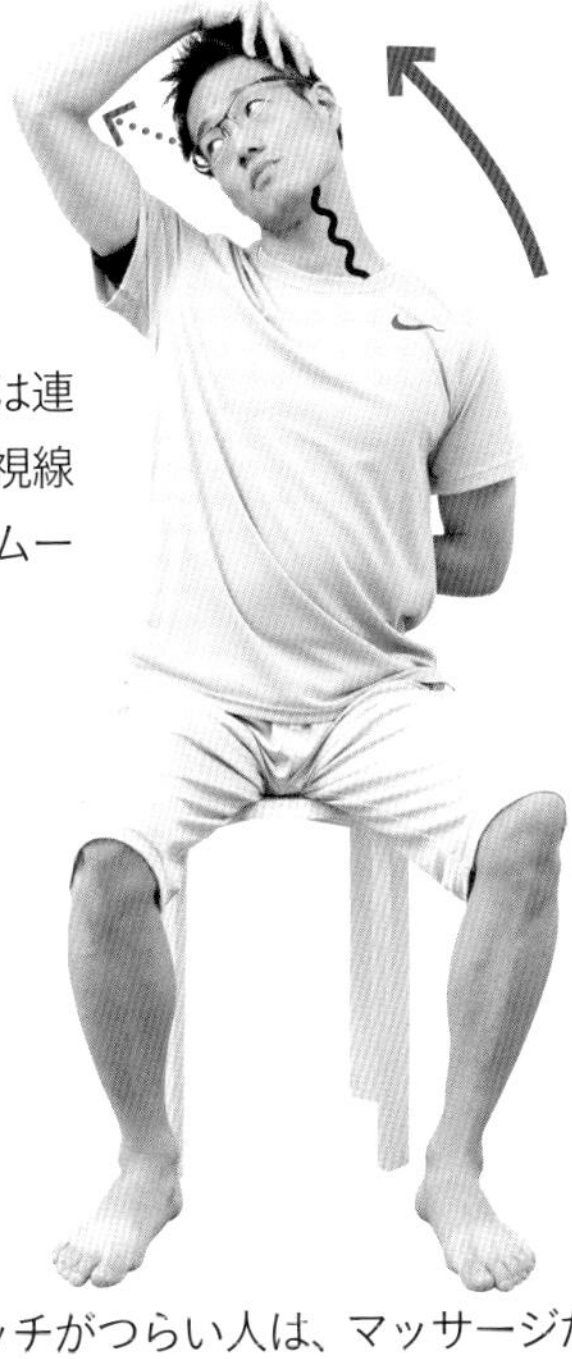

※目の動きと筋肉は連動しているので、視線を右上にするとスムーズにできます。

※ストレッチがつらい人は、マッサージだけでもOKです（41ページ掲載）。

胸鎖乳突筋

首コリがつらすぎる

寝たまま

左右 20秒× 3セット

1 体を左に向け、右手を背中につけて…

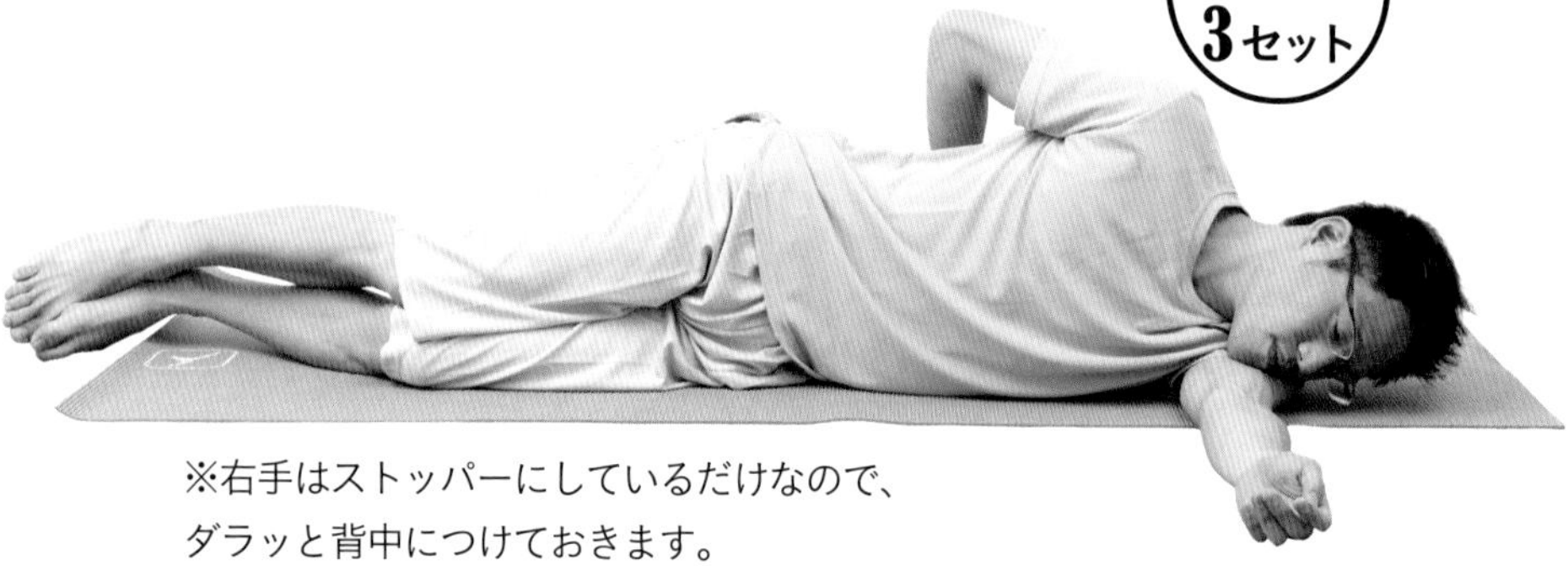

※右手はストッパーにしているだけなので、ダラッと背中につけておきます。

この筋肉を伸ばす！

胸鎖乳突筋

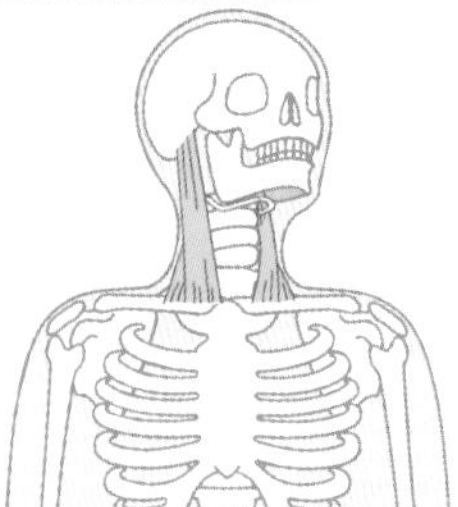

こんな悩みに！

首コリ

頭痛

肩コリ

二重アゴ

2 左手を右肩に置き…

※右肩が上がると効果ダウンなので、上がらないように、左手でサポートします。

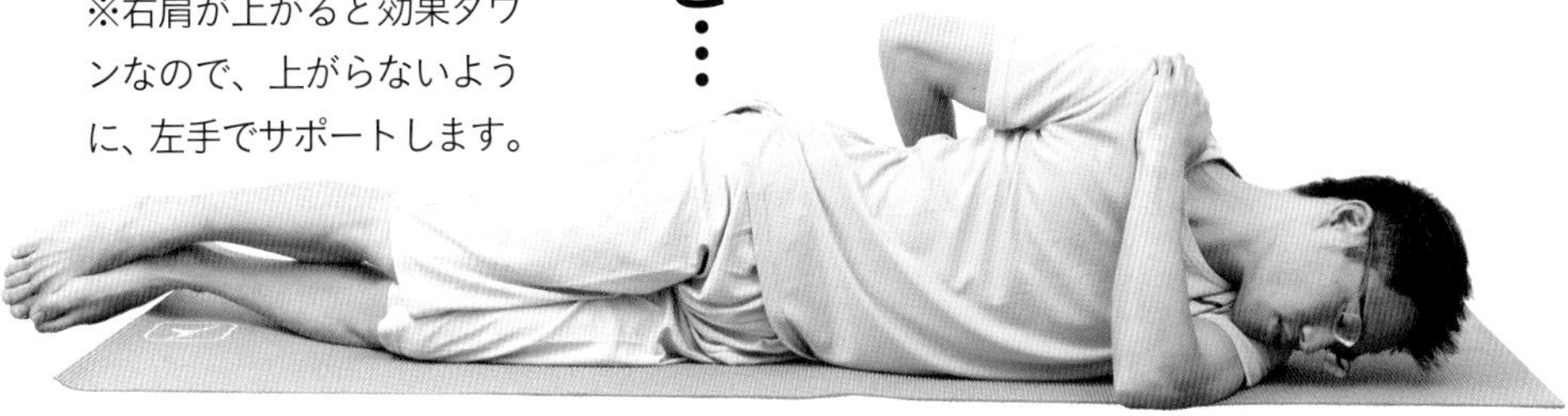

3 首を左に向けて、右の首筋を伸ばす。

※力を入れすぎるとケガをするので、ゆっくりと行いましょう。

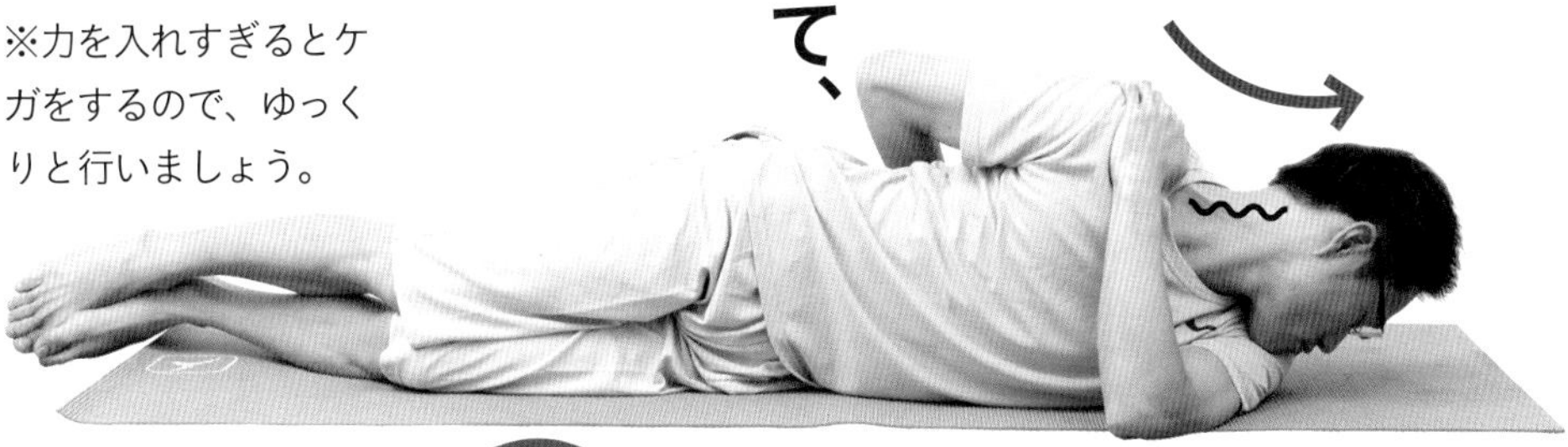

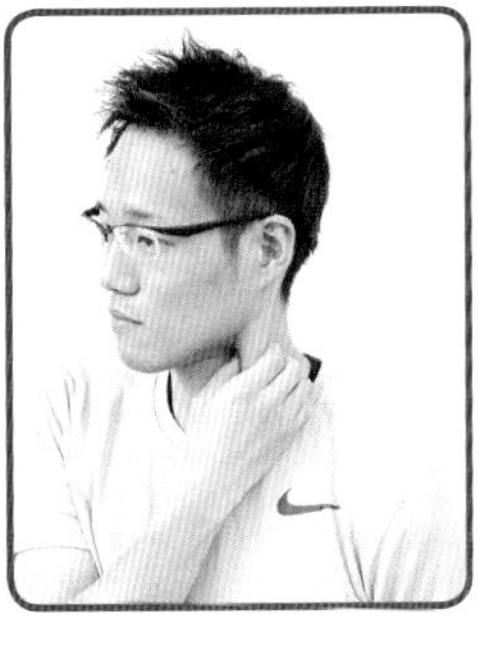

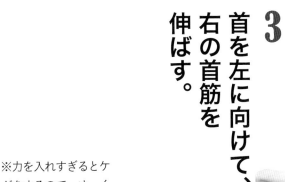

かんたんバージョン

ストレッチがつらい人は、もむだけでもOK

※親指と人差し指でゆっくりもんでマッサージ。マッサージはストレッチ前に行うのも効果大！

僧帽筋《そうぼうきん》

慢性の首・肩コリがなかなか解消しないアナタに！

首も肩もいつも張っている

寝たまま
座ったまま

リュックの背負いすぎ、スマホの使いすぎ、デスクワーカーの首コリ、肩コリに。「僧帽筋」は背中の表層にあって、首を伸ばすことで、肩や背中まわりまでいっしょに伸ばせます。

首や肩を伸ばしてもコリが解消しない人は、この筋肉がコッている可能性大。デスクワークやスマホを使うときは腕の重さをずっと支えるので、知らないうちに固まってしまいます。

こんな悩みに！

首コリ

肩コリ

背中のハリ

この筋肉を伸ばす！

僧帽筋

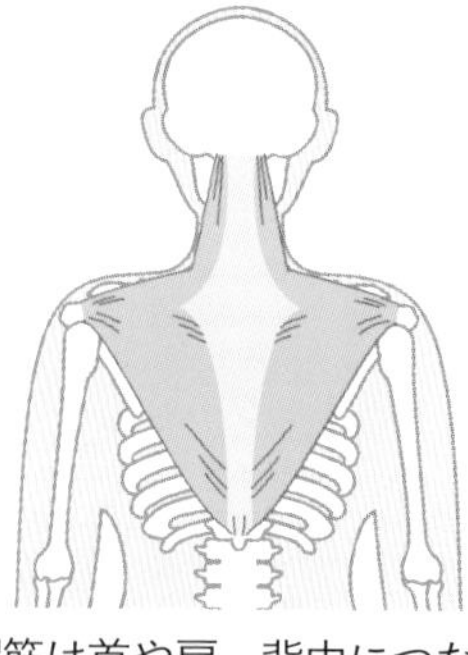

僧帽筋は首や肩、背中につながっていて、物を持ち上げたり、リュックを背負うときに使う筋肉です。

寝たまま

20秒×3セット

1 頭の下で手を組み…

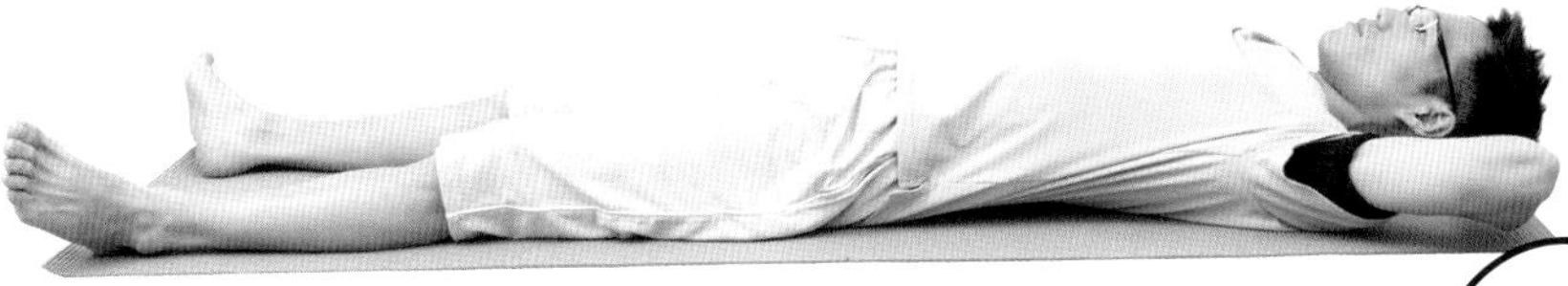

2 ヒジで絞るように頭を上げる。

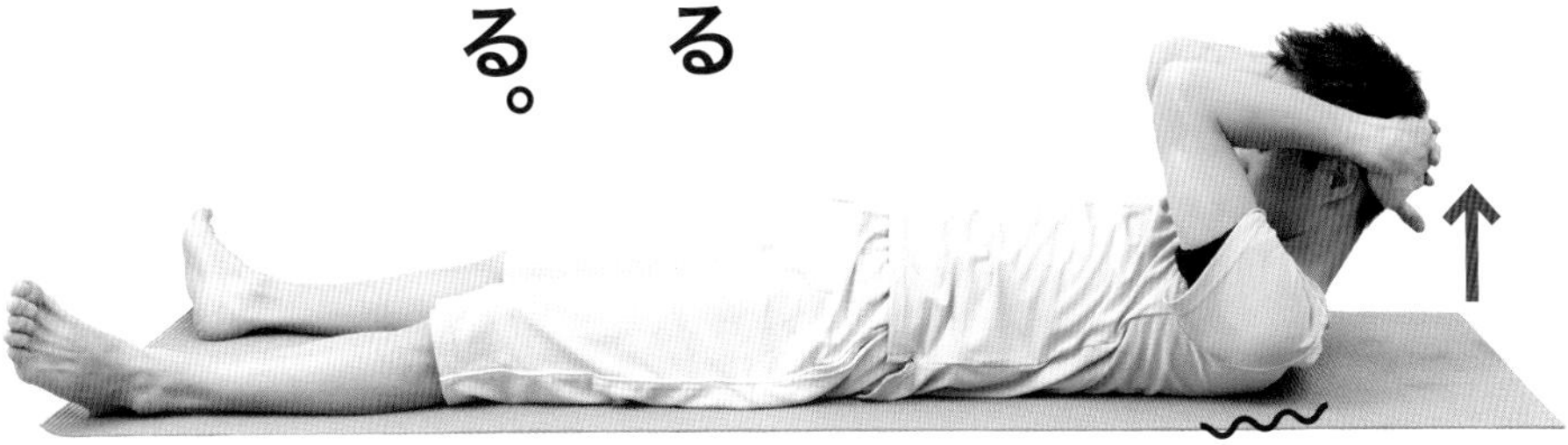

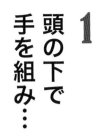

※首の後ろから背中にかけて伸びるように。

僧帽筋

首も肩もいつも張っている
座ったまま

20秒×
3セット

1
頭の後ろで
両指を組み…

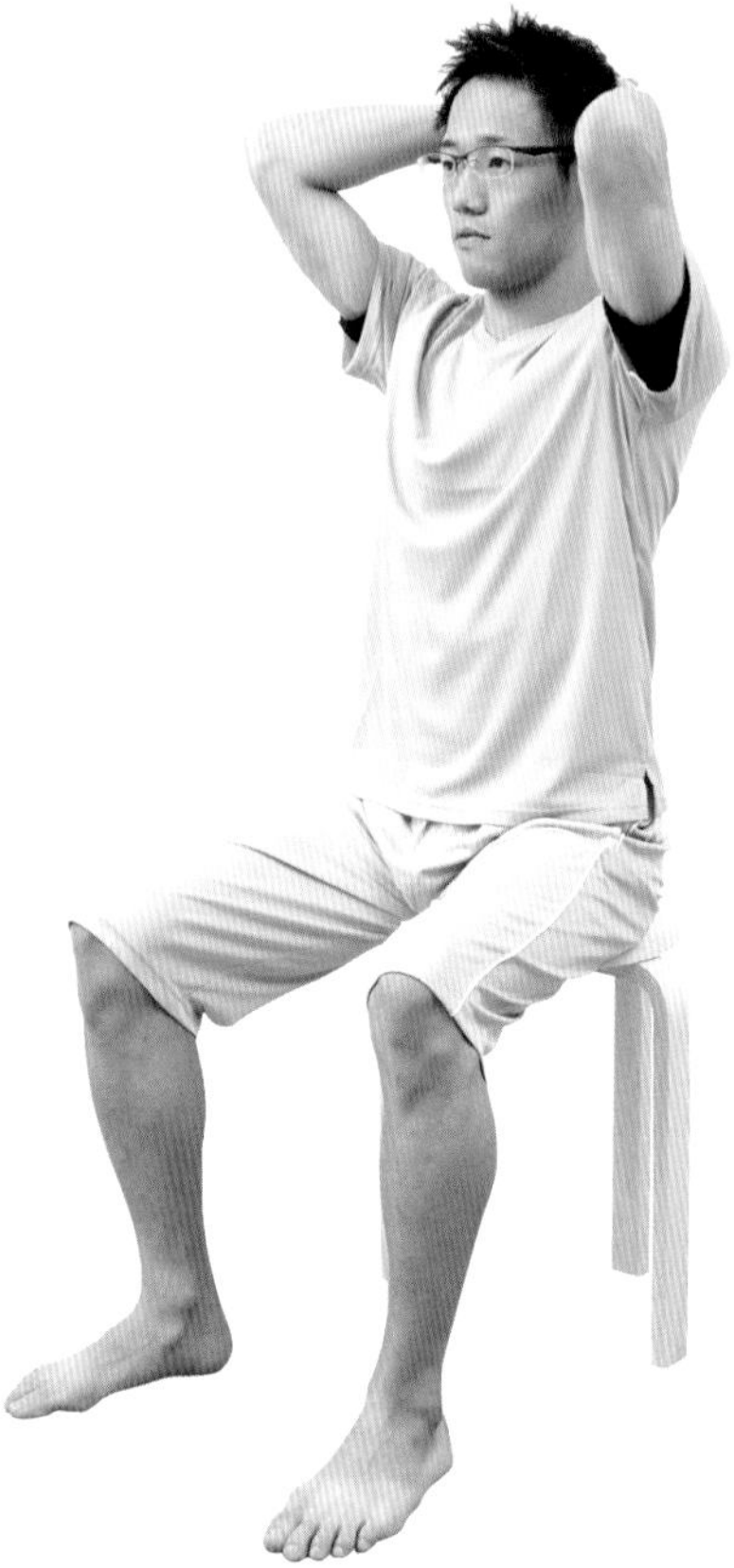

※指を組む位置は、おでこの高さで。

この筋肉を伸ばす！

僧帽筋

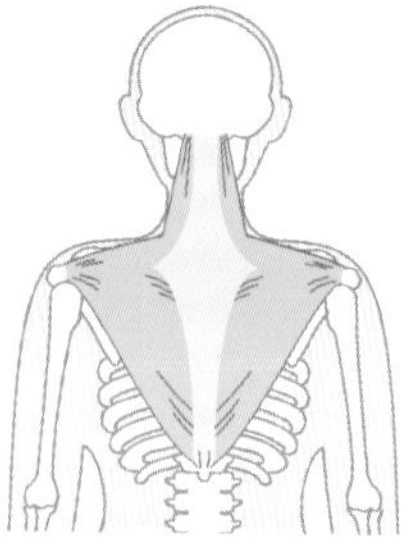

こんな悩みに！

肩コリ

首コリ

背中の
ハリ

2 ヒジで絞るように、頭を真下に落とす。

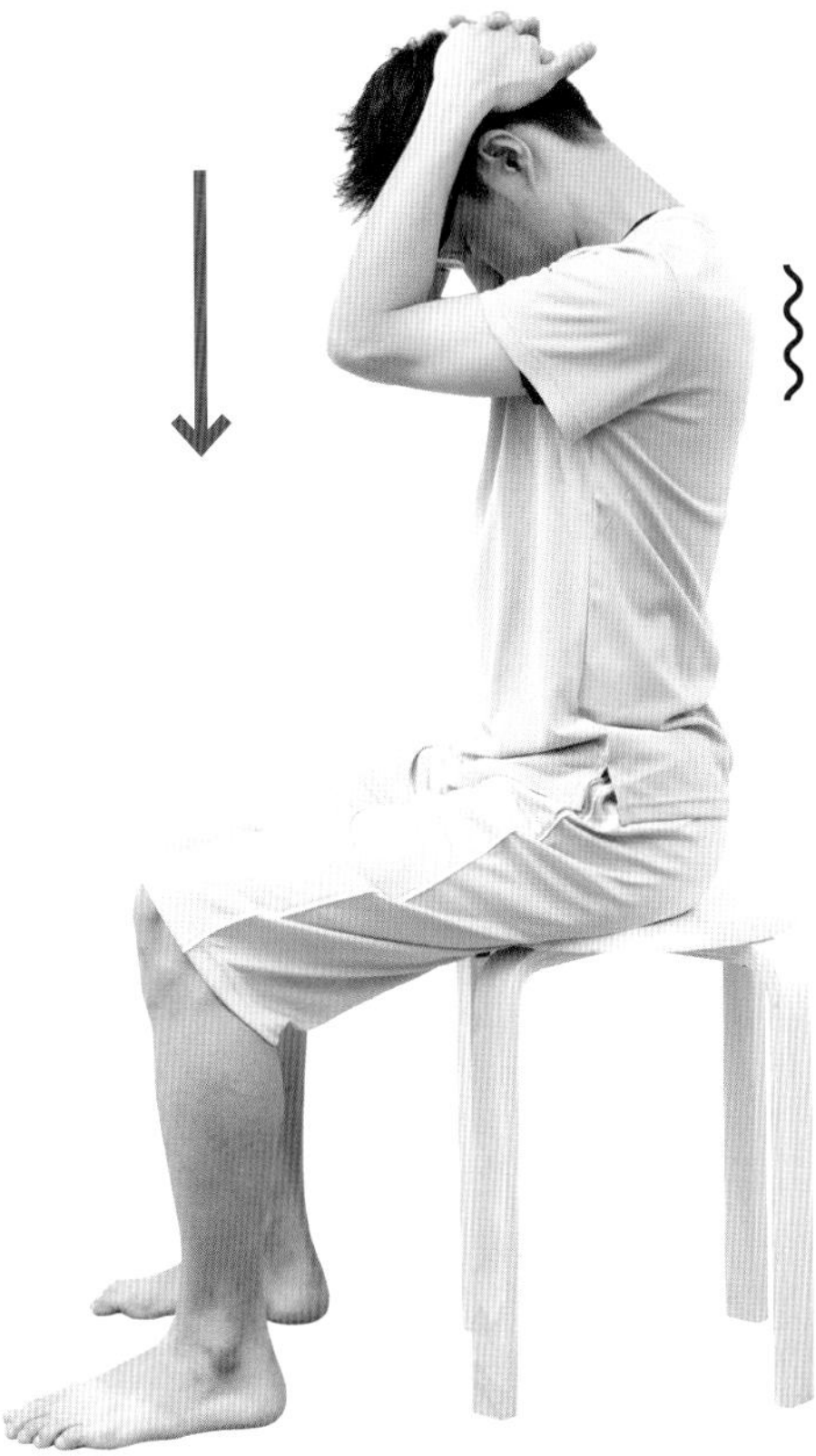

※首の後ろから背中にかけて伸びるように。

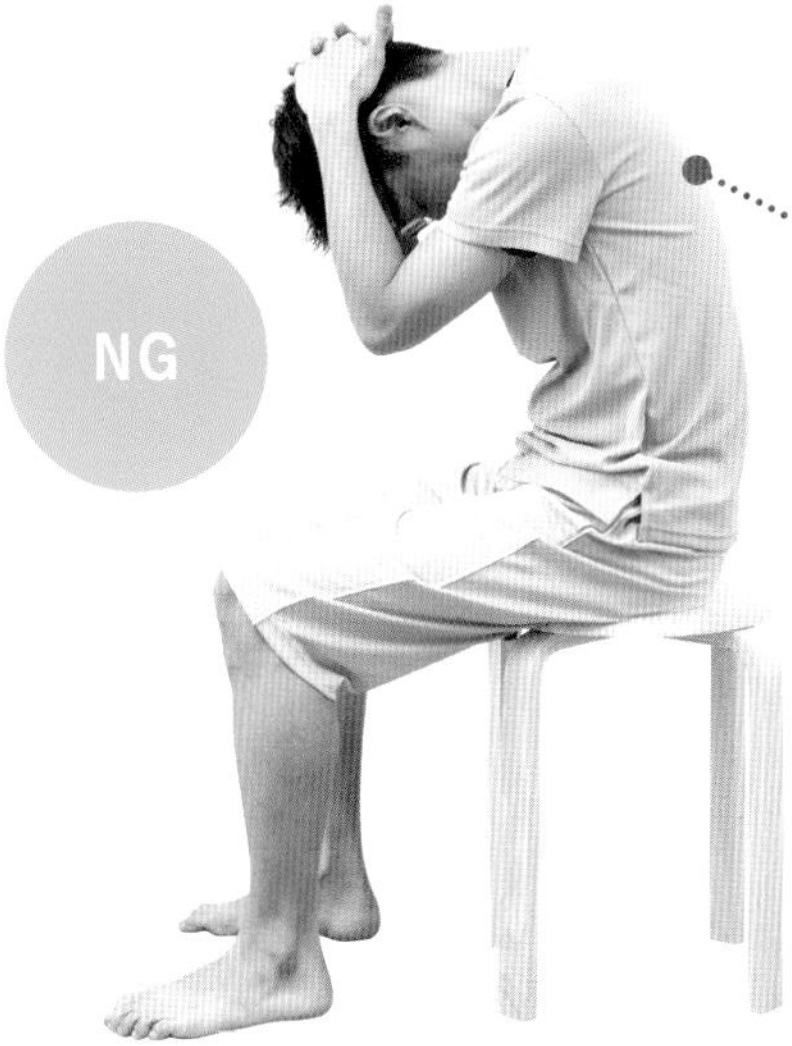

× 背中を丸めてしまうと、僧帽筋が伸びません！

Q この本を親にプレゼントしようと思います。お年寄りや子どもがやってもよいのでしょうか？

A 慎重に行えばOK！

ご高齢の方やお子さん(小学生以上)でも、基本的には問題ありません。

ただ、ご高齢の方は体が硬い場合が多いので、注意深く行ってください。ストレッチはそれなりに運動効果があり、人によっては多少の負担にもなるからです。

たとえば、最初は20秒からはじめて、次の日の様子を見ながら、徐々に時間や回数を増やしていくなどして、慎重に行いましょう。

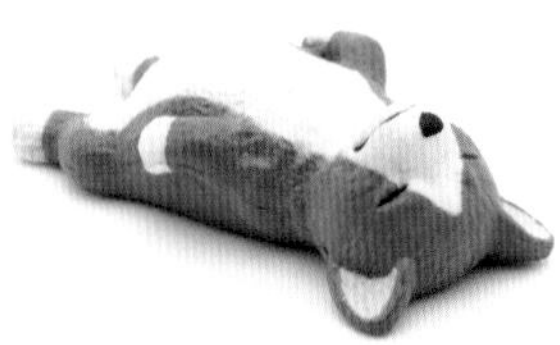

Q ストレッチしたら、次の日、なんだか痛い!! すじを痛めた？

A 筋肉痛の可能性大！

ストレッチは運動効果があるので、運動後のダルさもありますし、筋肉痛にもなります。

単純に筋肉痛であれば、心配いりません。そのままストレッチしていただいても大丈夫ですが、もし気になるようなら、痛みが引くまでストレッチを休んでください。

なお、本書のストレッチで、腱《けん》やじん帯まで痛めることは普通はありません。

次の日の痛みが強いのは、かなり筋肉がコリ固まっていたからかも。

ストレッチ前にマッサージをしたり、お風呂で温めたりしながら、少しずつ筋肉の弾力性を取り戻しましょう！

3章

腕・腹まわりの悩み

デスクワーカーは、パソコン作業で腕も使いっぱなしで疲れやすいです。また、姿勢も悪くなりがちなので、ストレッチでケアしましょう。

上腕《じょうわん》二頭筋《にとうきん》

寝たまま 座ったまま

デスクワーカーは、腕の筋肉を使いっぱなし！

首から腕にかけて重だるい！

「上腕二頭筋」は、デスクワークする人なら90％の人が、かなりコッています。ここが硬いせいで背中が丸まったり、頭痛にもつながるんですよ

ここが硬いと、腕↓肩↓首と固まって、頭痛の原因にも。また、巻き肩になり、姿勢も悪くなって、背中に肉がつきやすくなり、さらには呼吸器も圧迫され、疲れやすくもなります。

この筋肉を伸ばす！

上腕二頭筋

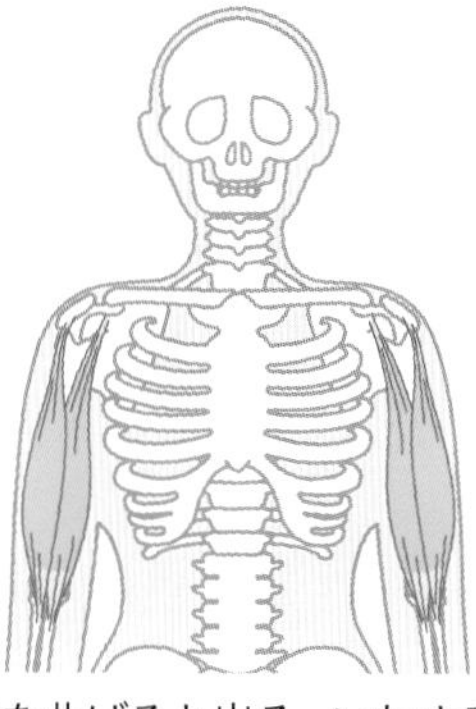

ヒジを曲げると出る、いわゆる「力こぶ」として知られる筋肉です。

こんな悩みに！

- 肩コリ
- 首コリ
- 巻き肩
- 腕コリ
- 背肉
- 猫背

寝たまま

左右
20秒×
3セット

※右手は自然な位置にダラッとさせておきます。左足は前に出しておくのがコツ。

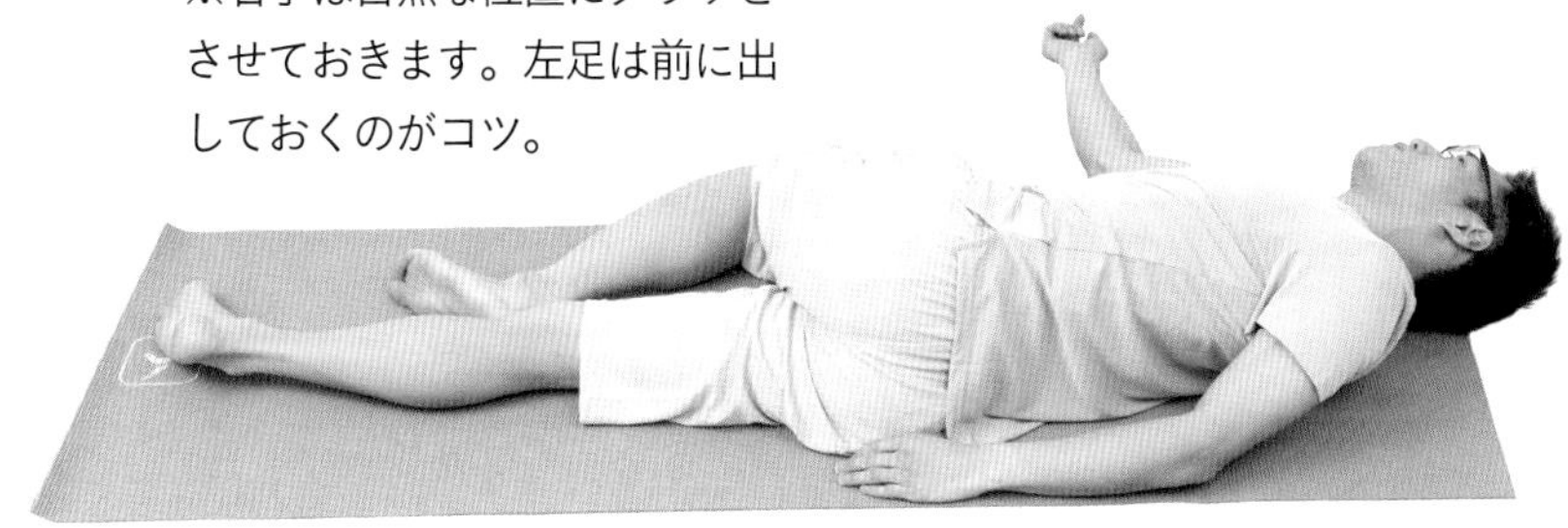

1 仰向けになり、体を右に向けて…

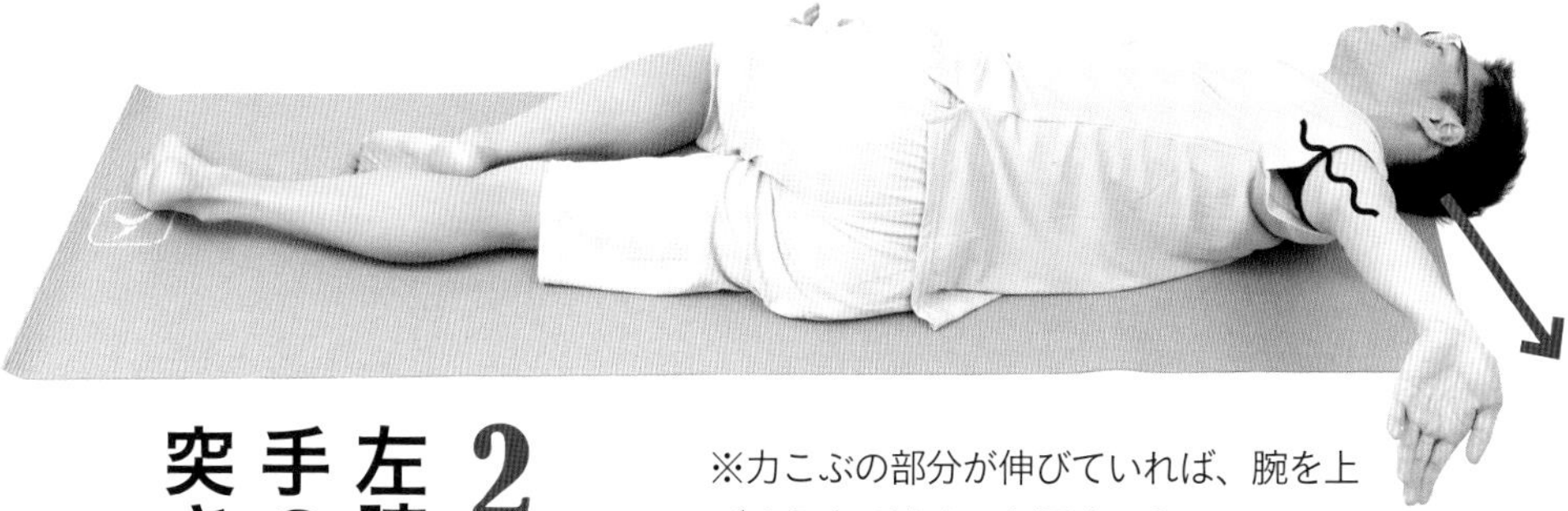

2 左腕を左へ伸ばし、手の付け根を突き出す。

※力こぶの部分が伸びていれば、腕を上げる角度は浅くても深くてもOK。
左腕は床につけないほうがよく伸びます。

上腕
二頭筋

首から腕にかけて重だるい！

座ったまま

左右
20秒×
3セット

1 右手を
左足の外側に置き…

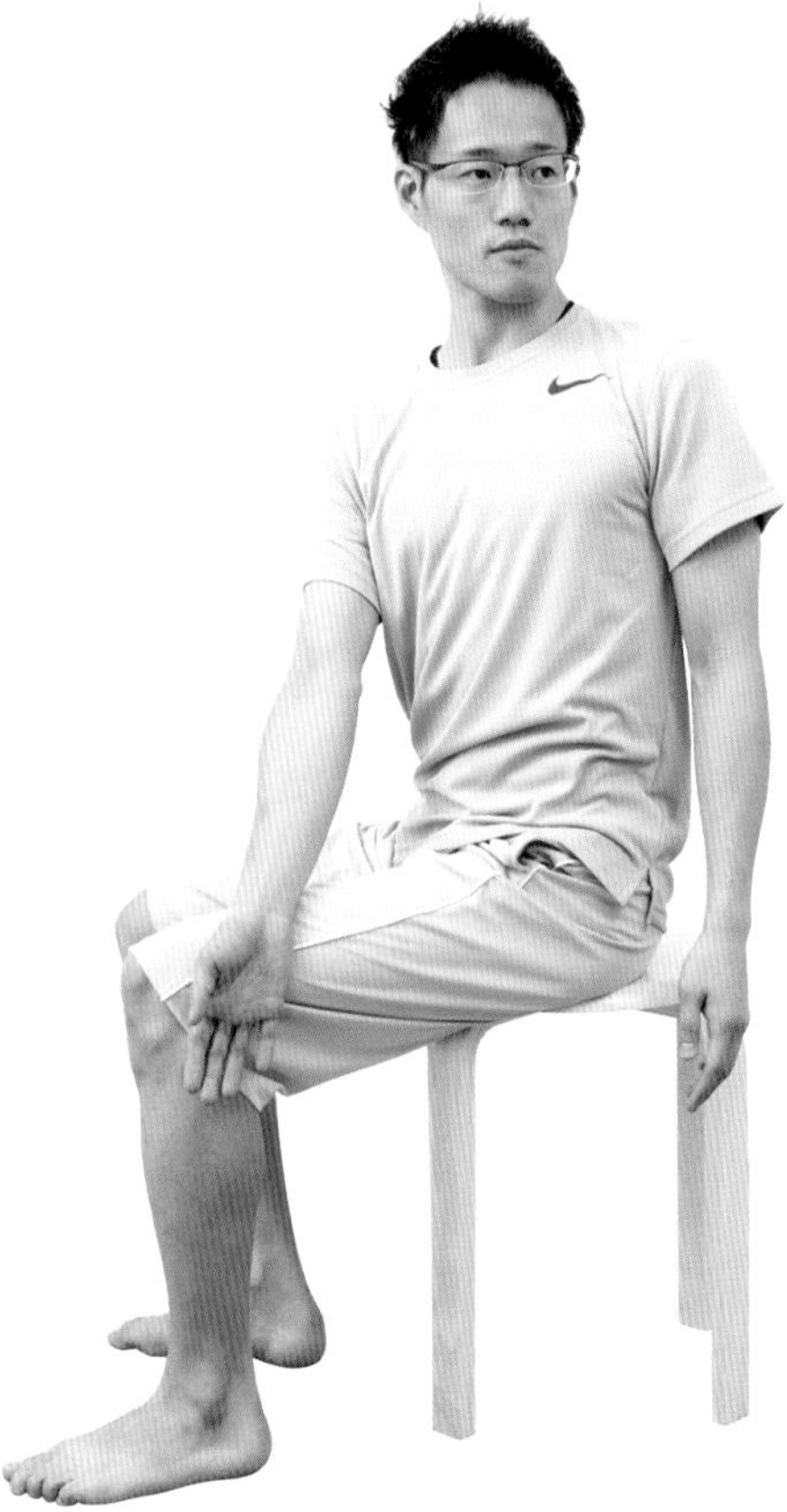

この筋肉を伸ばす！

上腕二頭筋

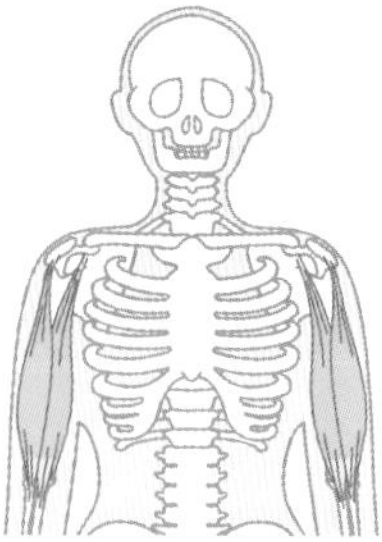

こんな悩みに！

巻き肩
猫背
首コリ
背肉
肩コリ
腕コリ

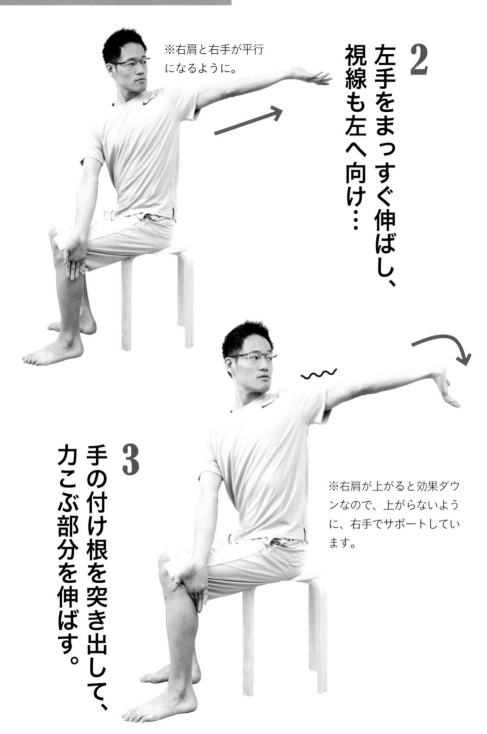

2 左手をまっすぐ伸ばし、視線も左へ向け…

※右肩と右手が平行になるように。

3 手の付け根を突き出して、力こぶ部分を伸ばす。

※右肩が上がると効果ダウンなので、上がらないように、右手でサポートしています。

前腕筋群《ぜんわんきんぐん》（内・外）

首コリ、肩コリも、「利き腕」のコリからきている！

ヒジから手首までが疲れる！

寝たまま
座ったまま

あまり知られていませんが、
首コリや肩コリも、
利き腕が固まることからはじまります。
まずは利き腕を伸ばしてみましょう。

長年のデスクワークやスマホ使いで、知らず知らずのうちに腕はガチガチになっています。また、テニスやゴルフ、バイクの運転、赤ちゃんの抱っこなどをよくしている人にもおすすめのストレッチです。

前腕筋群は肩につながる筋肉なので、やわらかくなれば巻き肩の改善にもなります。

この筋肉を伸ばす！

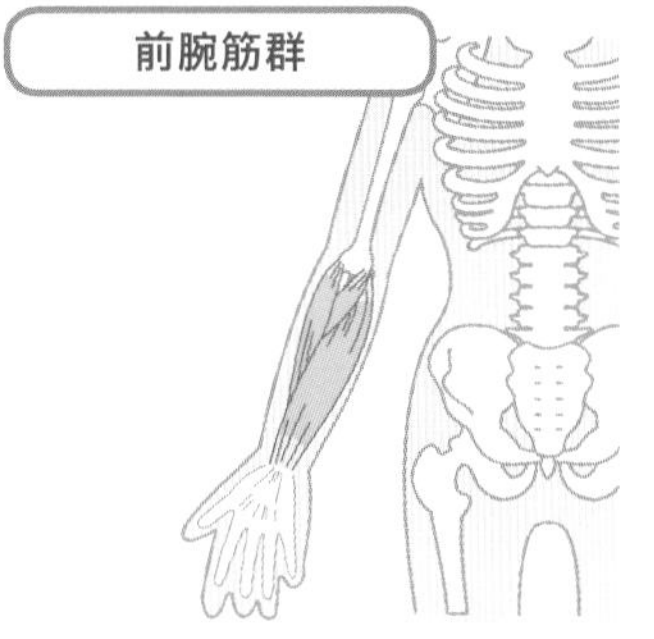

手首からヒジまでの筋肉で、内側と外側にあります。物を投げる、手首を曲げる、指を動かすなど、さまざまな動きを担っています。

こんな悩みに！

首コリ	肩コリ
巻き肩	腕コリ

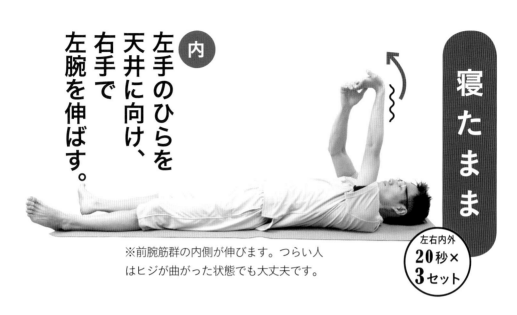

寝たまま

左右内外
20秒×3セット

内

左手のひらを天井に向け、右手で左腕を伸ばす。

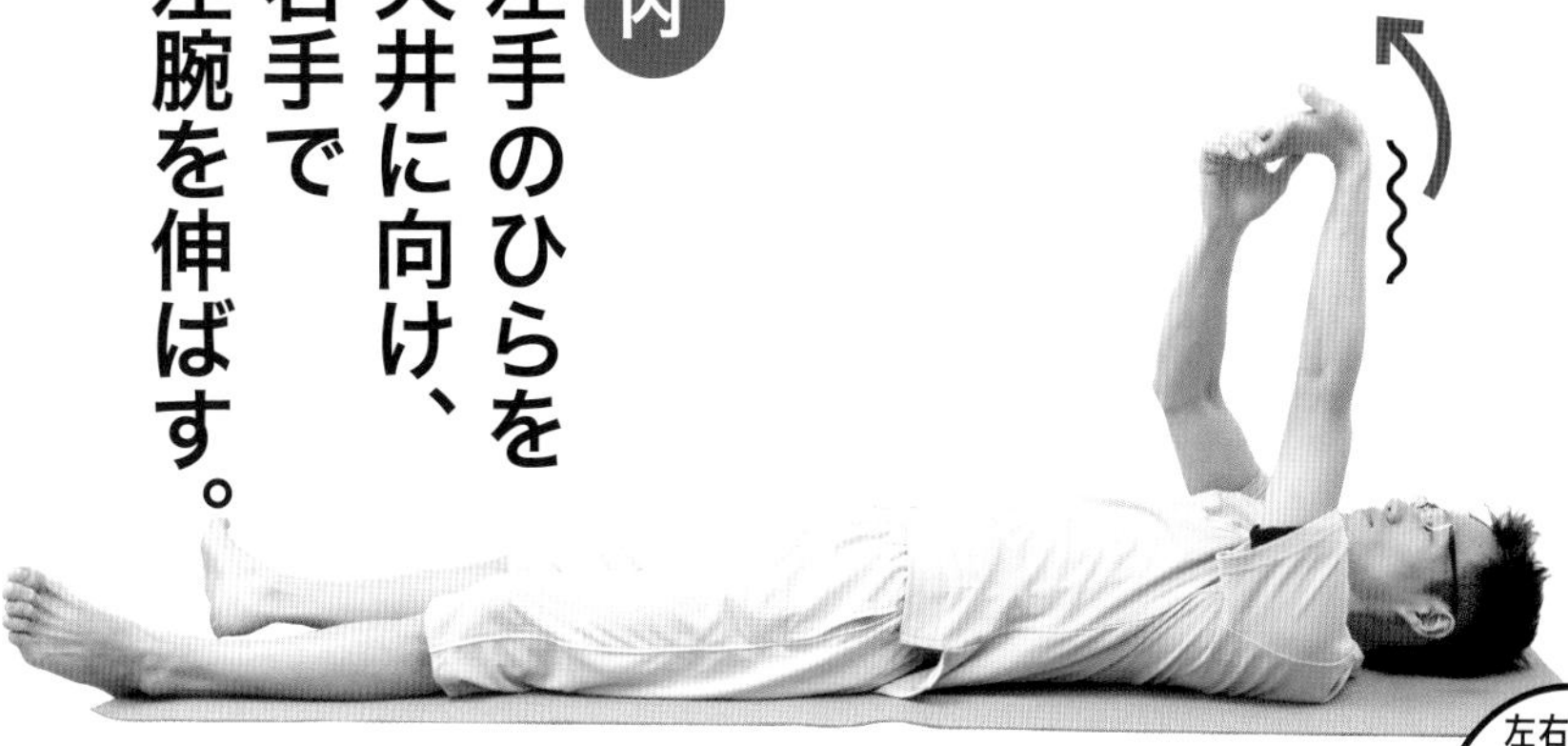

※前腕筋群の内側が伸びます。つらい人はヒジが曲がった状態でも大丈夫です。

外

左手の甲を天井に向け、右手で左腕を伸ばす。

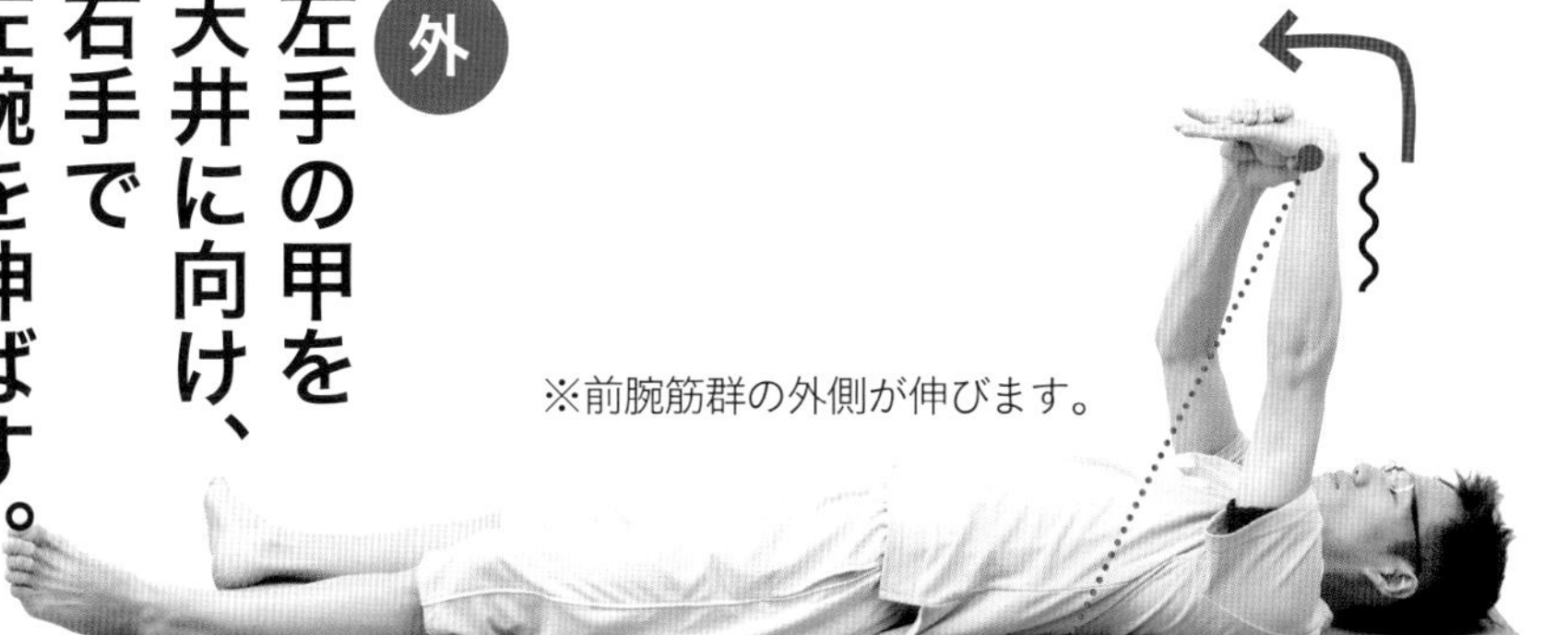

※前腕筋群の外側が伸びます。

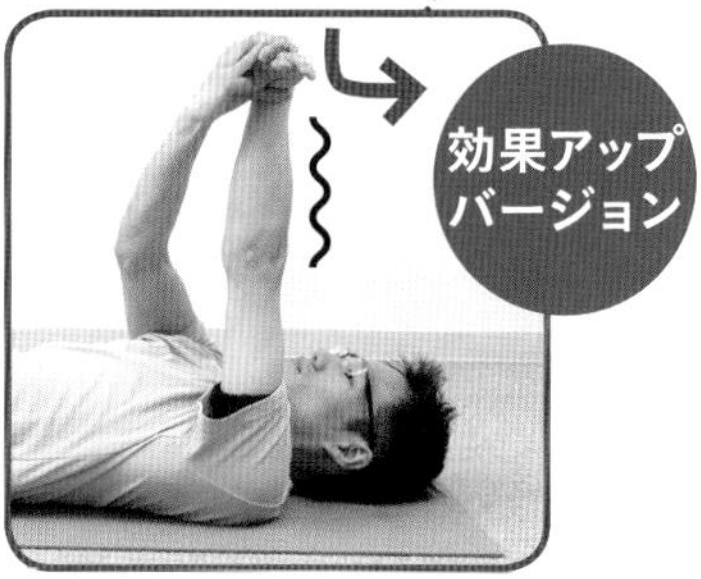

手先を左外側に向けて伸ばします。前腕筋群（外側）がさらによく伸びます。

前腕筋群（内・外）

ヒジから手首までが疲れる！

座ったまま

左右内外
20秒×3セット

内

左手のひらをピンと前に出し、右手で左腕を伸ばす。

※前腕筋の内側が伸びます。

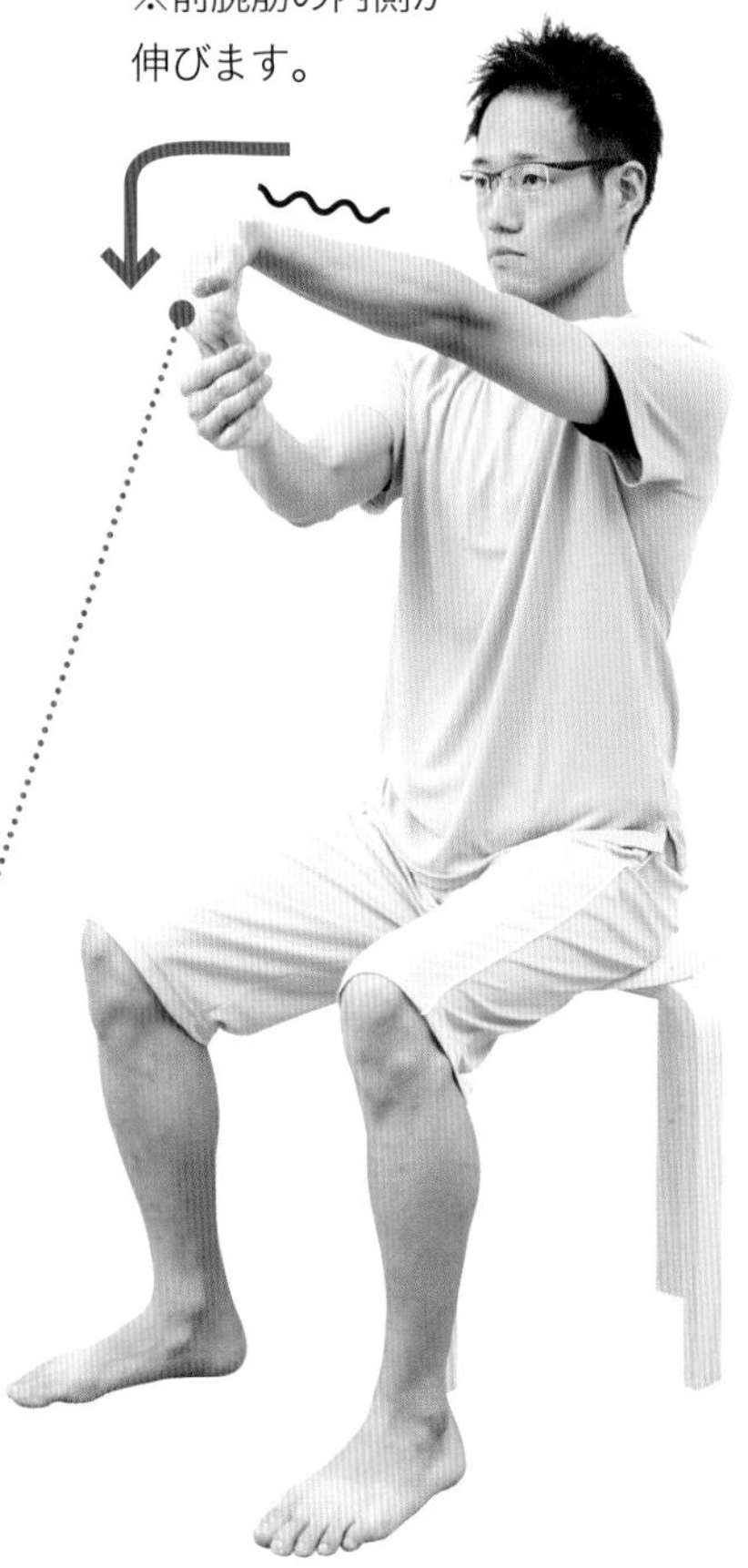

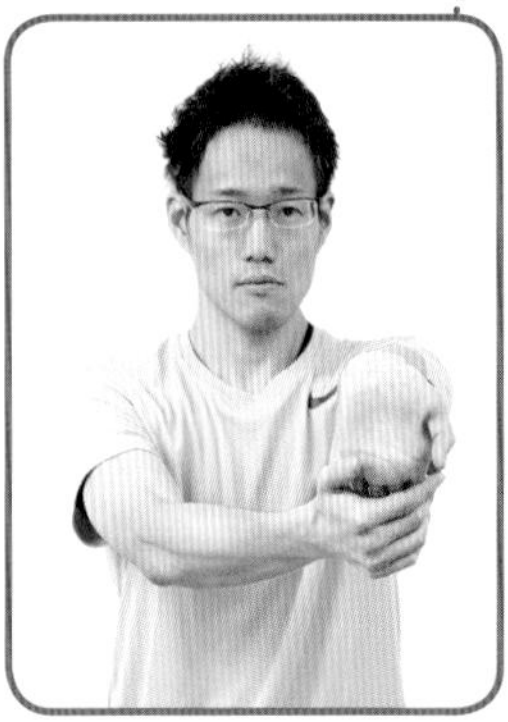

※腕の位置は高めのほうが効きます。つらい人はヒジが曲がった状態でも大丈夫です。

この筋肉を伸ばす！

前腕筋群

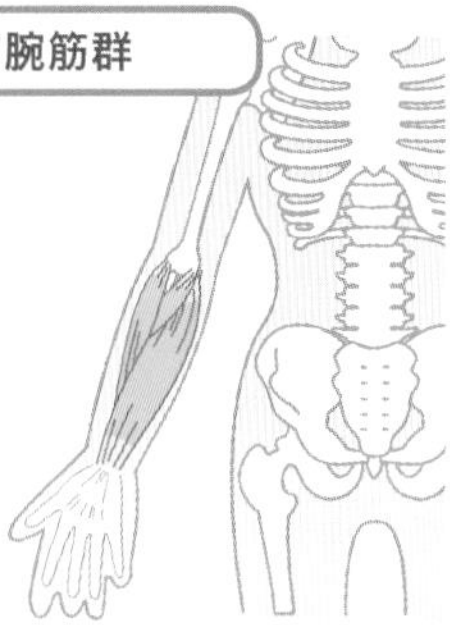

こんな悩みに！

- 首コリ
- 肩コリ
- 巻き肩
- 腕コリ

外

左手の甲を前に出し、右腕で左腕を伸ばす。

※前腕筋の外側が伸びます。

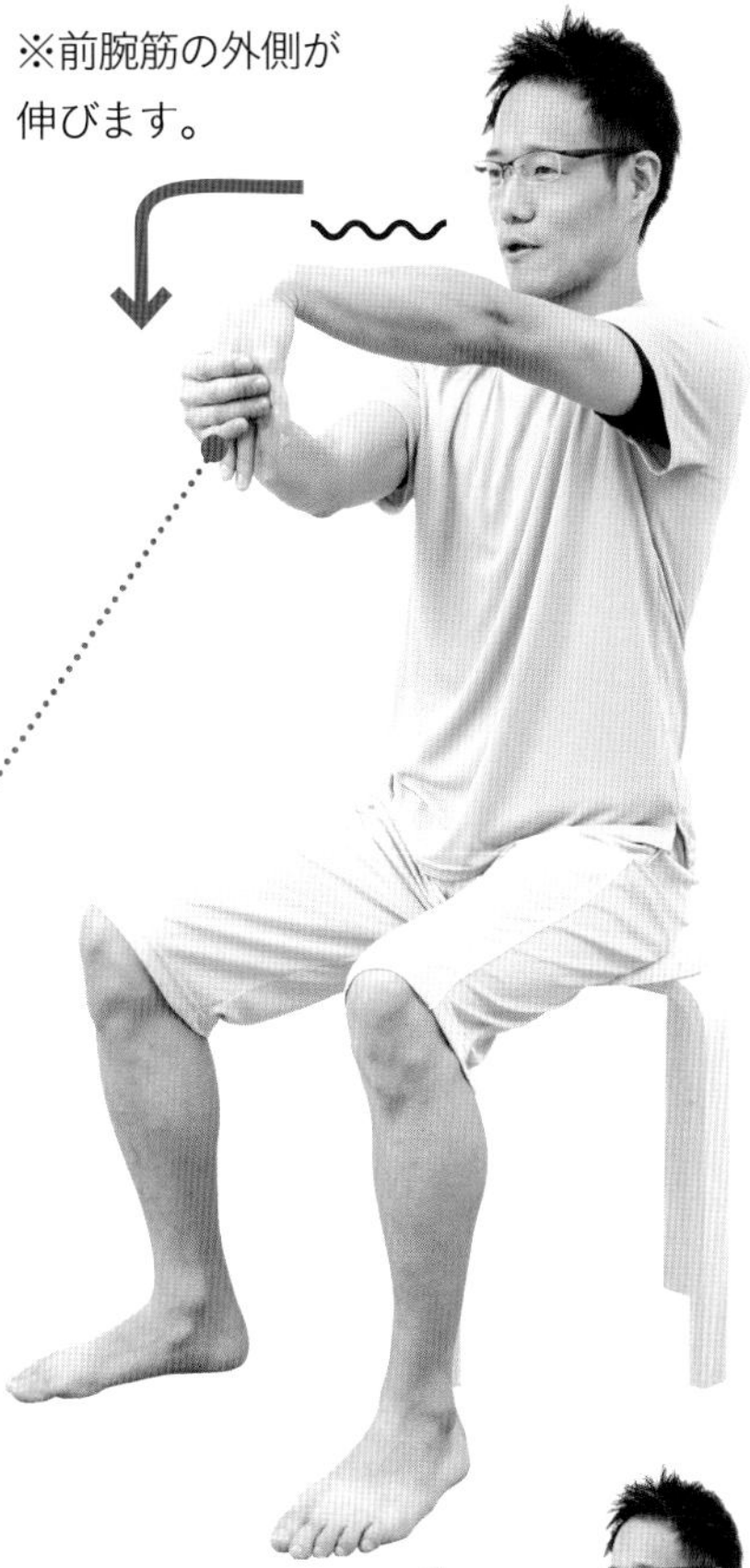

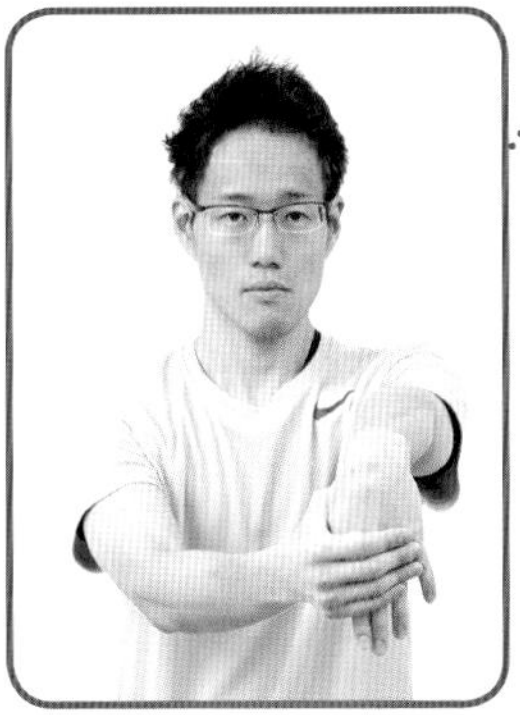

効果アップバージョン

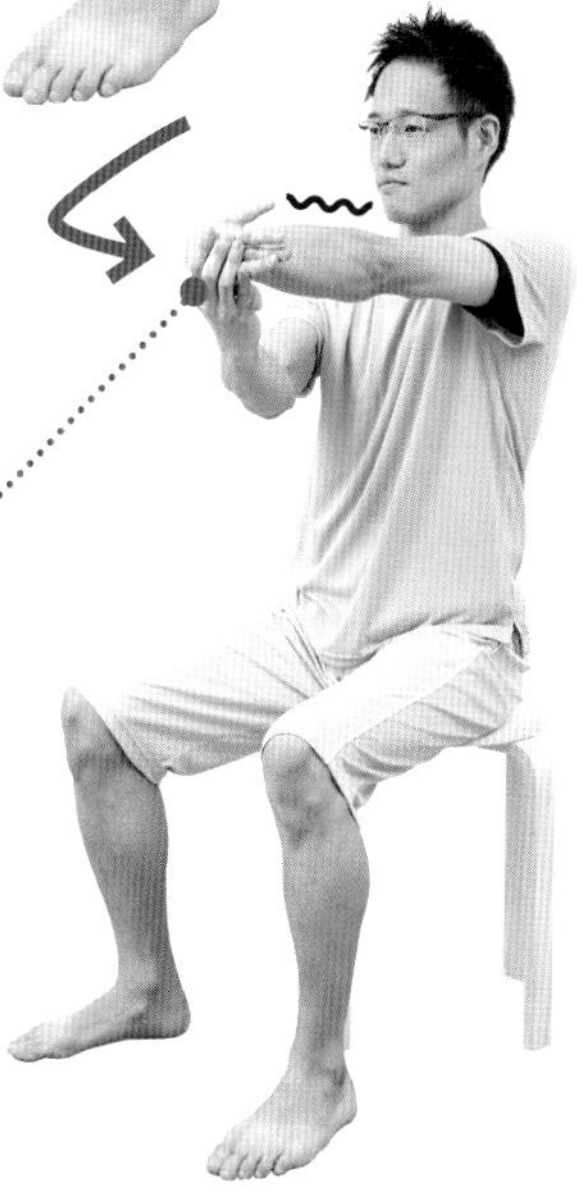

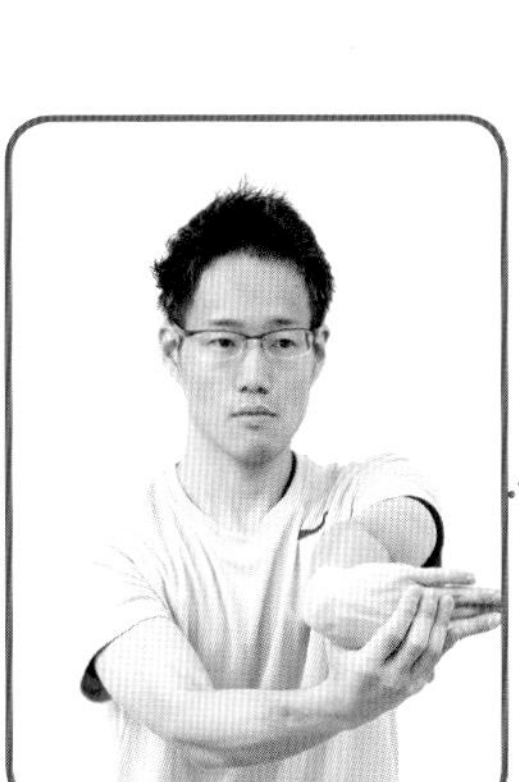

※手先を左外側に向けて伸ばします。前腕筋群（外側）がさらによく伸びます。

腹斜筋群《ふくしゃきんぐん》

パソコン作業が長い人は、悪い姿勢で疲れやすい

姿勢をよくする！

座ったまま
寝たまま

デスクワークで猫背になりがちな人はこのストレッチがおすすめ。前かがみが続くと、硬くなりやすい筋肉だからです。大きい筋肉なので、ストレッチの即効性が大！

腹斜筋群は弱くなりやすく、硬くて使っていないとどんどん背中が丸くなります。すると内臓や呼吸器も圧迫されてしまいます。また、この筋肉が硬いと、頭が前に倒れやすくなり、首コリの原因にもなります。

この筋肉を伸ばす！

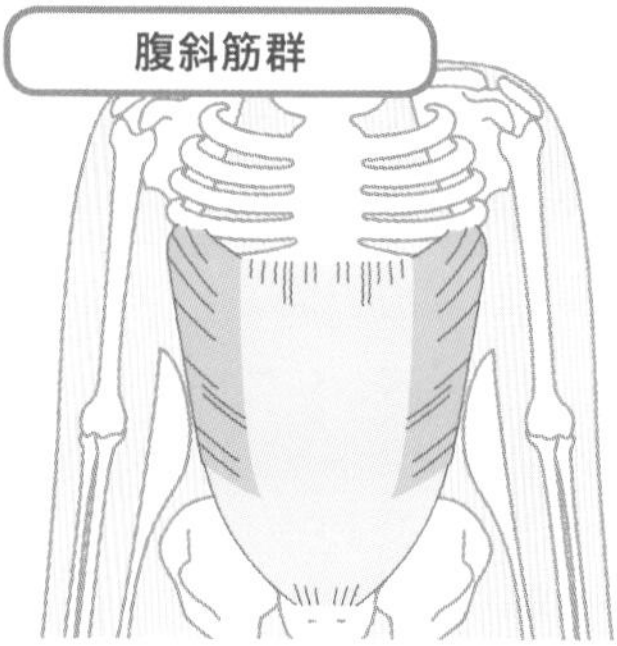

腹斜筋群には、外側の「外腹筋群」と内側の「内腹筋群」があります。脇腹の筋肉で、体をねじったり前後左右に動かすときの筋肉です。

こんな悩みに！

首コリ

猫背

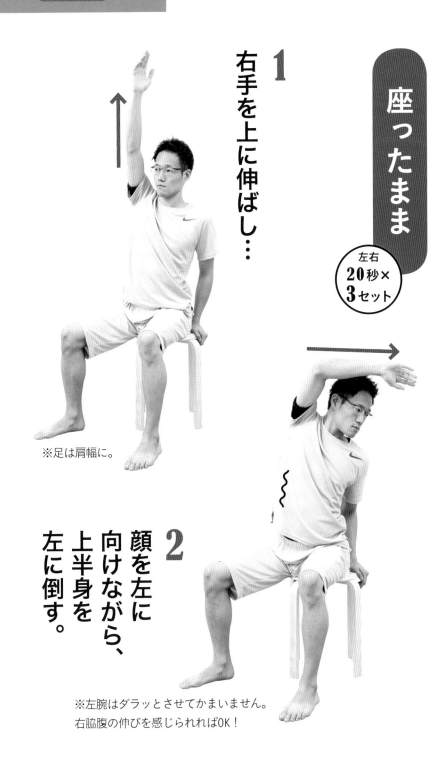

座ったまま

左右
20秒×
3セット

1 右手を上に伸ばし…

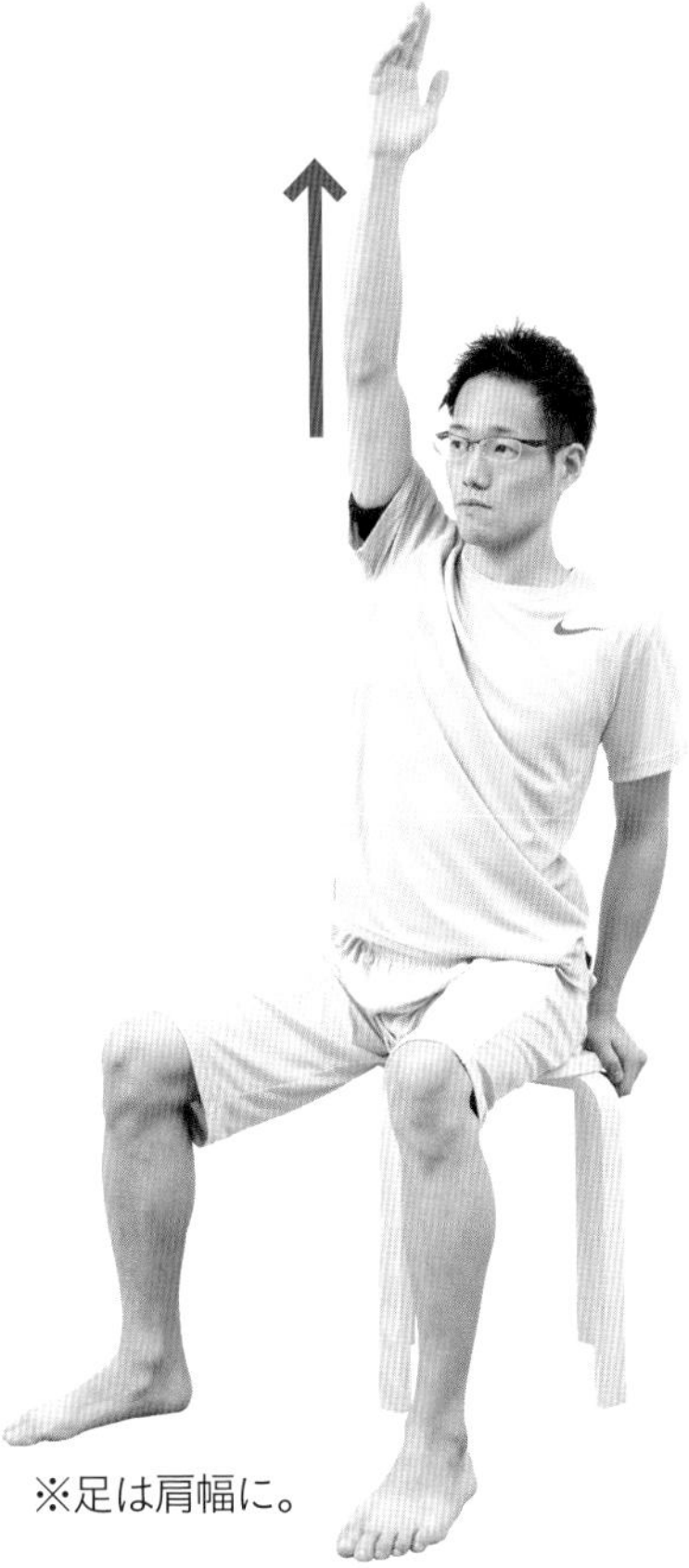

※足は肩幅に。

2 顔を左に向けながら、上半身を左に倒す。

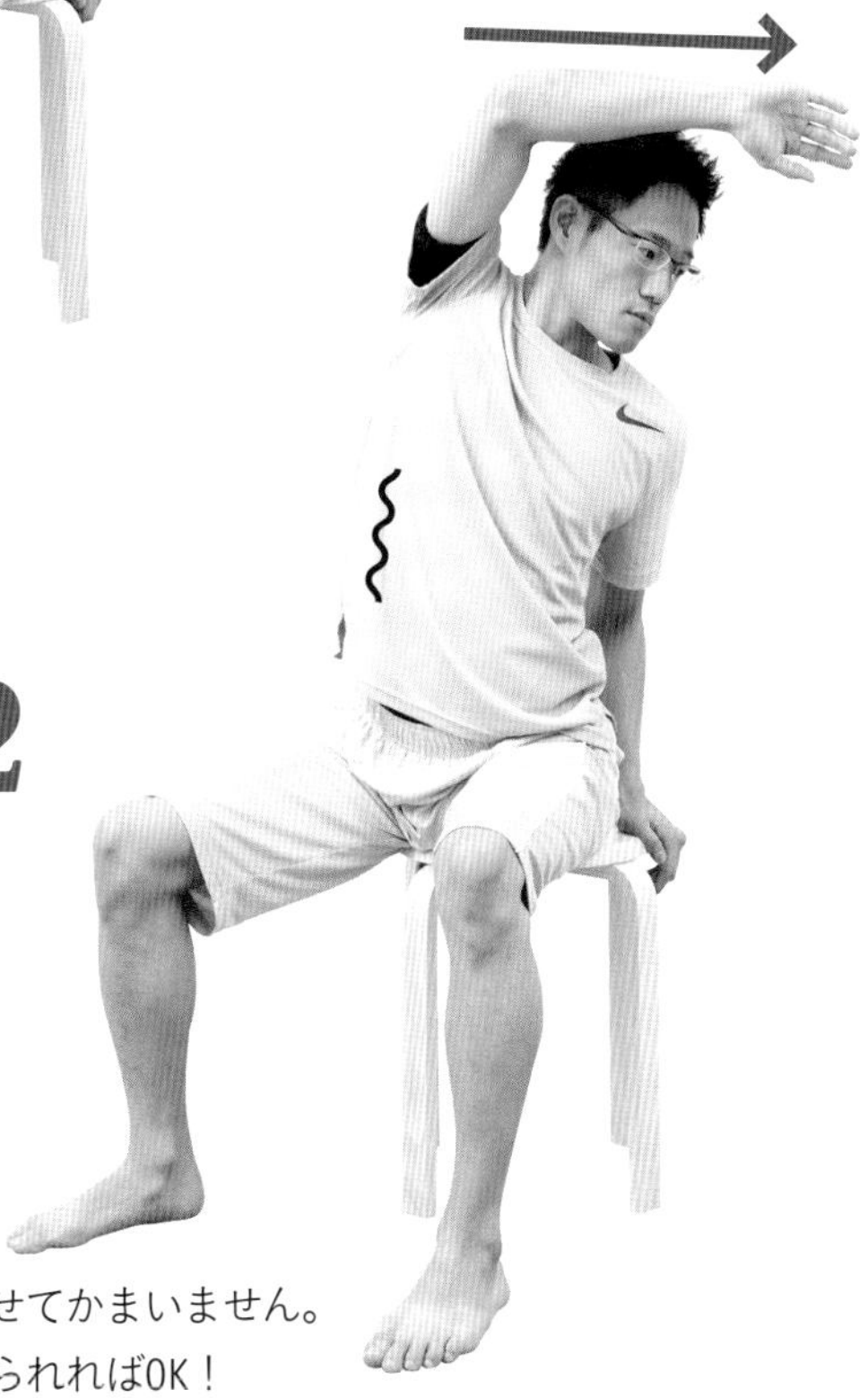

※左腕はダラッとさせてかまいません。
右脇腹の伸びを感じられればOK！

腹斜筋群

姿勢をよくする！

寝たまま

左右
20秒×
3セット

1
うつぶせで
体を右に向け…

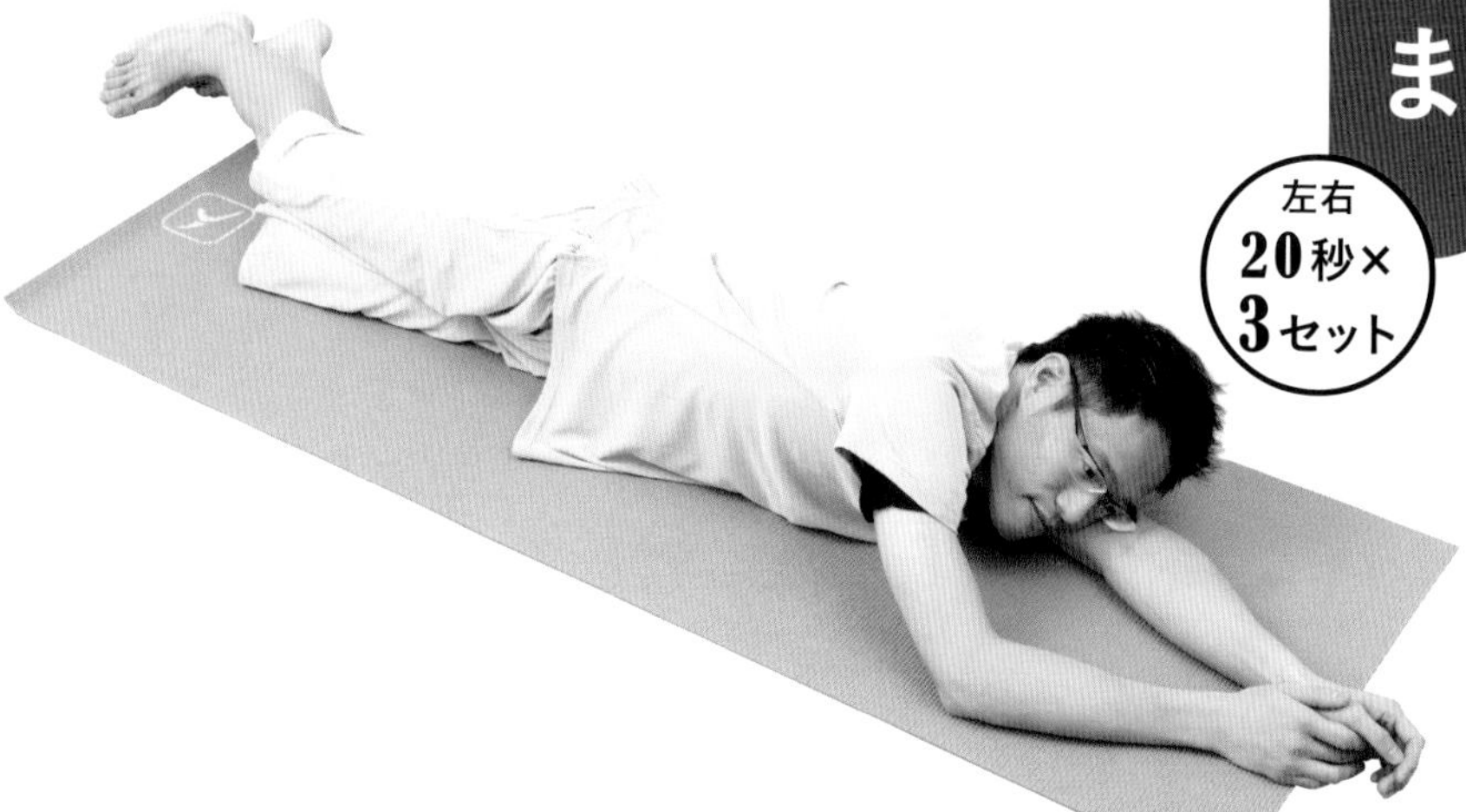

この筋肉を伸ばす！

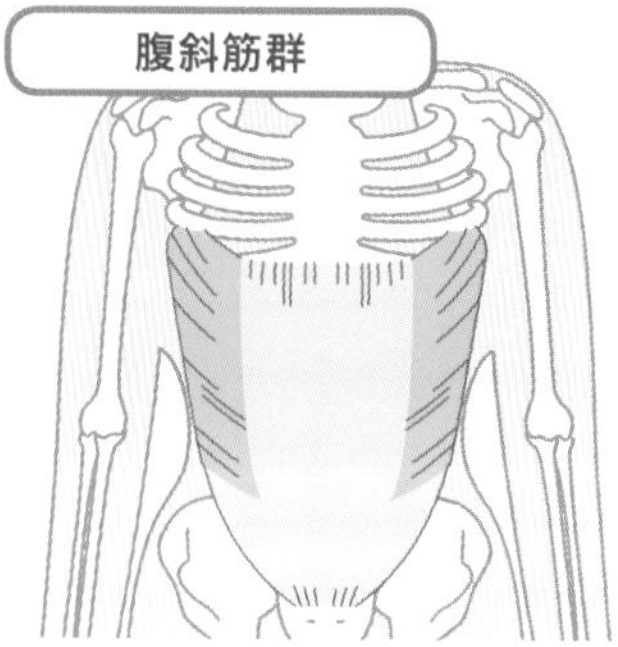

こんな悩みに！

猫背

首コリ

2 曲げた右足と右手でつっぱって、右脇腹を伸ばす。

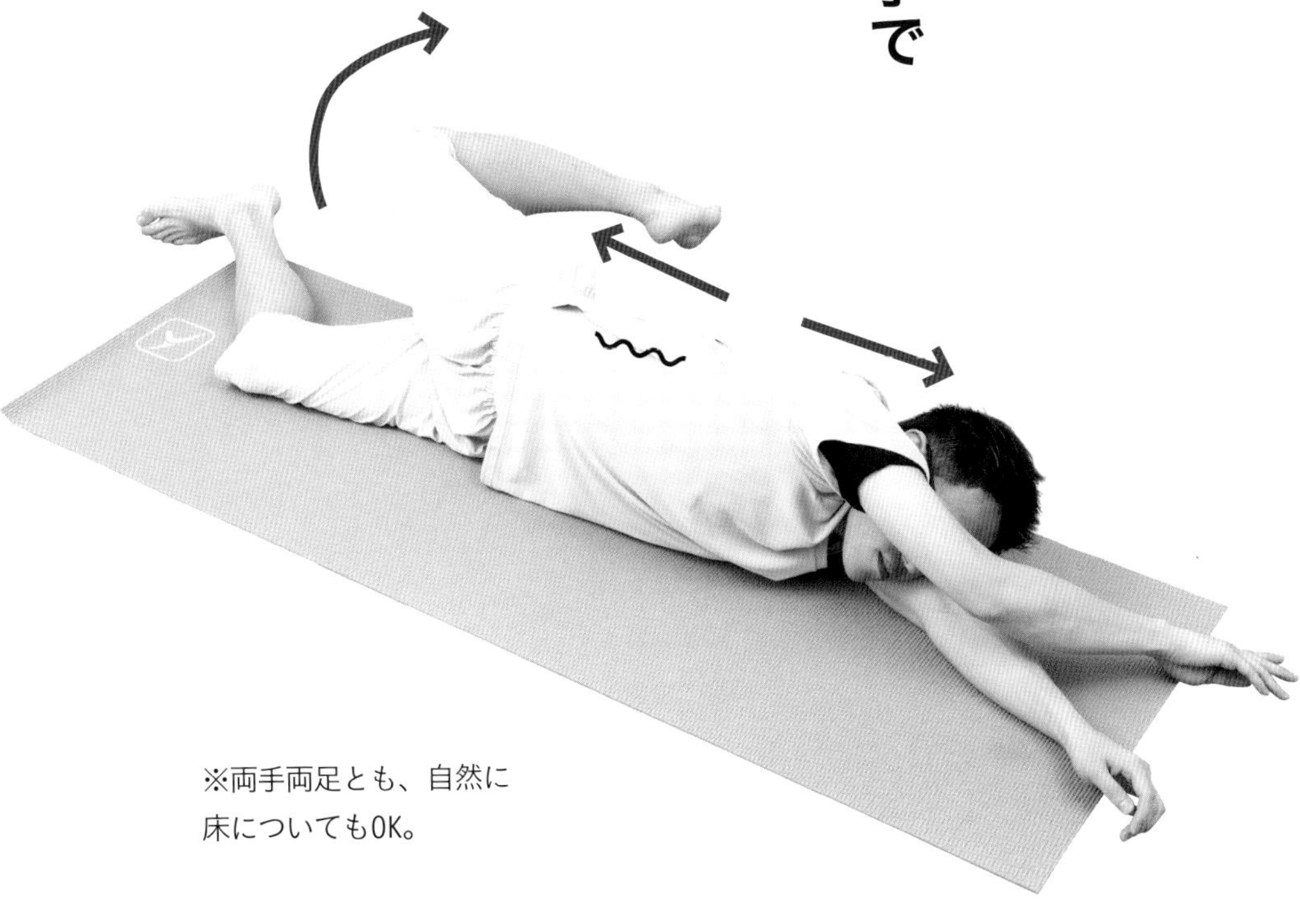

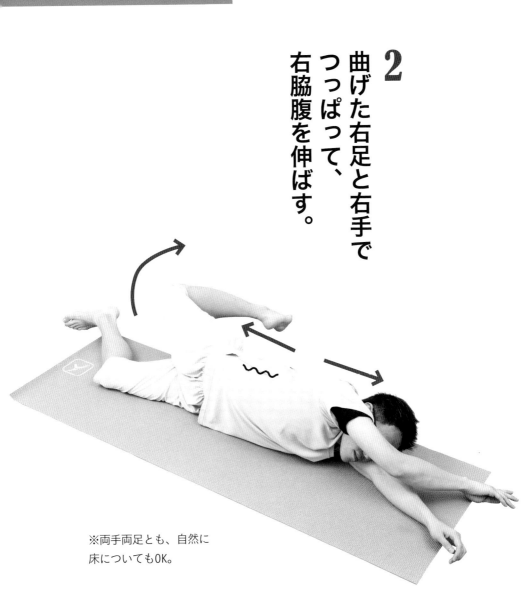

※両手両足とも、自然に床についてもOK。

脊柱《せきちゅう》起立筋《きりつきん》

背中もお腹もすっきりさせる！

ポッコリとお腹が出ている

寝たまま
座ったまま

ポッコリとお腹が出ている人は「脊柱起立筋」のストレッチを！

お腹の脂肪が多いと脂肪の重さが背中の筋肉をつねにひっぱります。

普通体型の人よりも背中がハリやすいんですよ

この筋肉は、体を適切に反らして正しい姿勢にしてくれます。硬くなると背中が丸まって猫背に！

猫背になると、この筋肉が引っ張られてまた硬くなる、負のループに陥ります。首も硬くなるので、頭痛の原因にもなります。

こんな悩みに！

猫背
ポッコリ腹
頭痛
背中のハリ

この筋肉を伸ばす！

脊柱起立筋

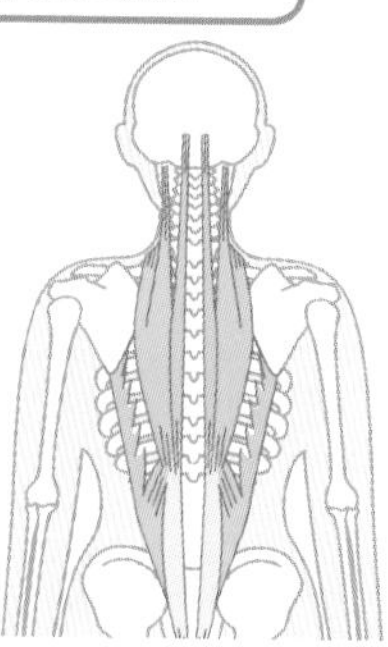

背骨から頭蓋骨にかけてついている背中の筋肉。体を反らしたり、横に曲げたりする働きをします。

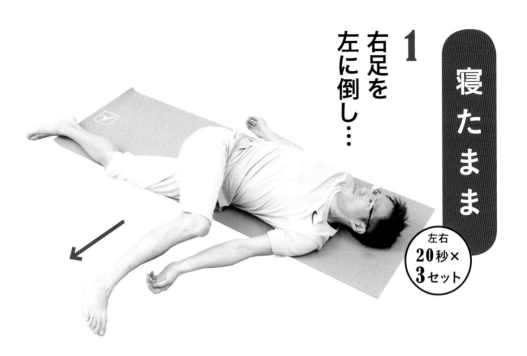

寝たまま

左右
20秒×
3セット

1 右足を左に倒し…

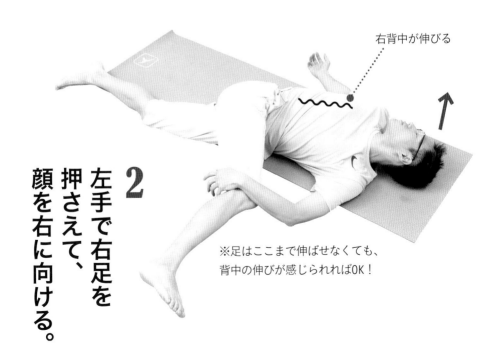

2 左手で右足を押さえて、顔を右に向ける。

※足はここまで伸ばせなくても、
背中の伸びが感じられればOK！

脊柱
起立筋

ポッコリとお腹が出ている

座ったまま

左右
20秒×
3セット

1 両手を両ヒザの上に置き…

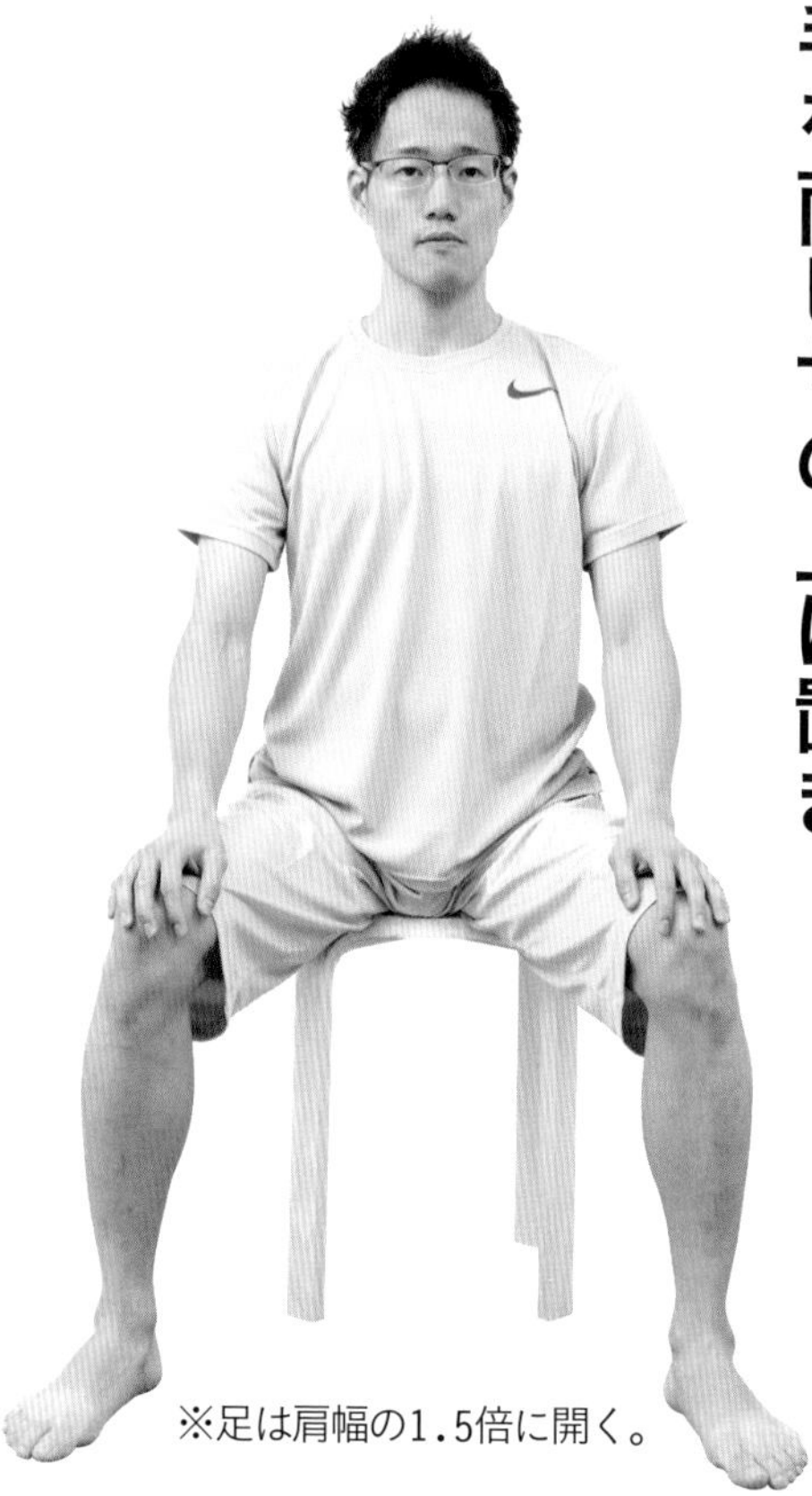

※足は肩幅の1.5倍に開く。

この筋肉を伸ばす！

脊柱起立筋

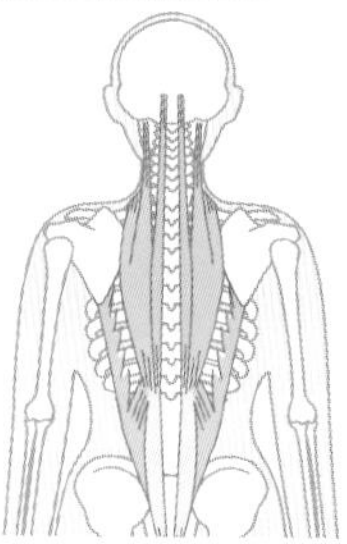

こんな悩みに！

猫背

ポッコリ腹

頭痛

背中のハリ

2 上半身を左にひねり、右の背中を伸ばす。

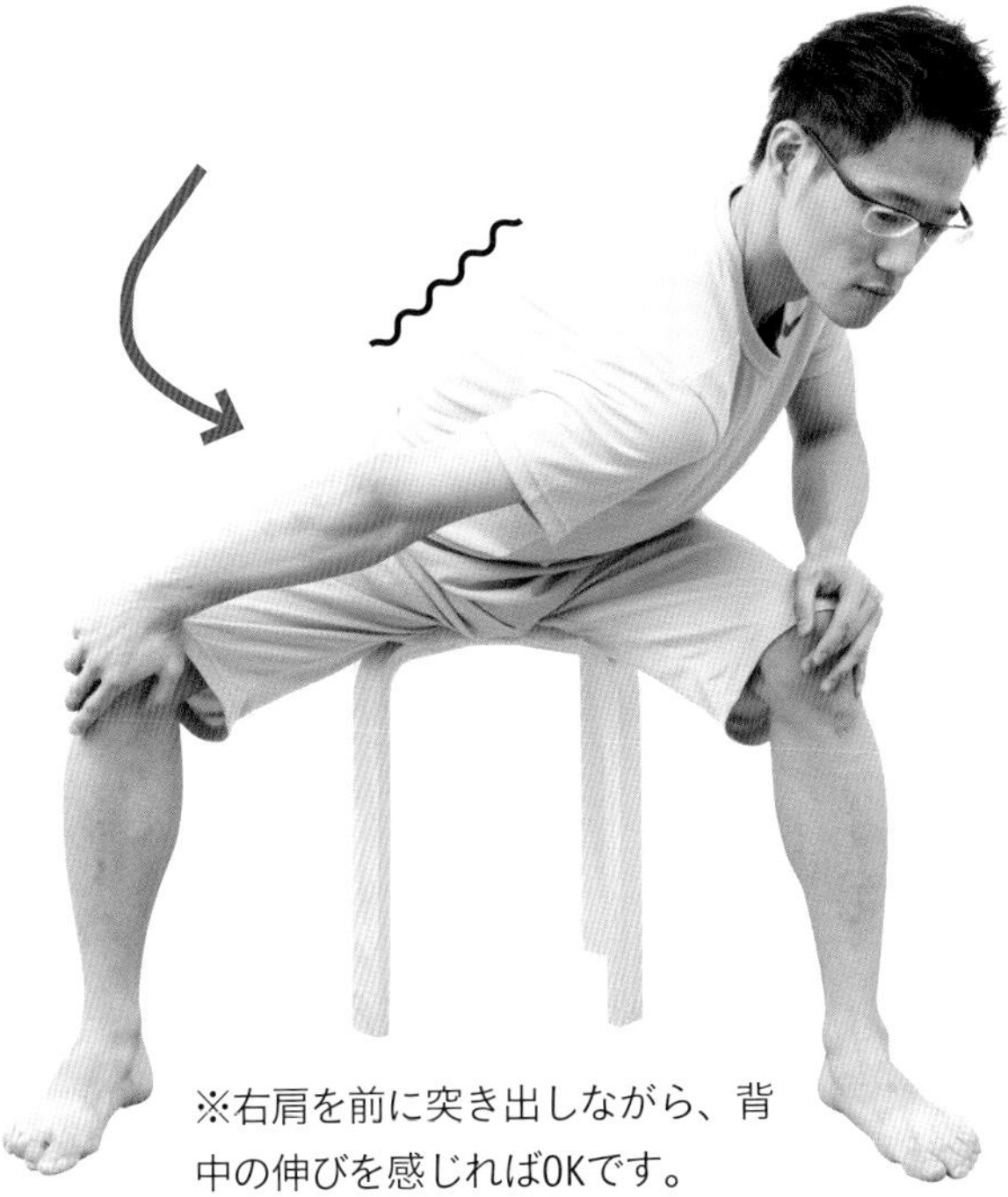

※右肩を前に突き出しながら、背中の伸びを感じればOKです。

かんたんバージョン

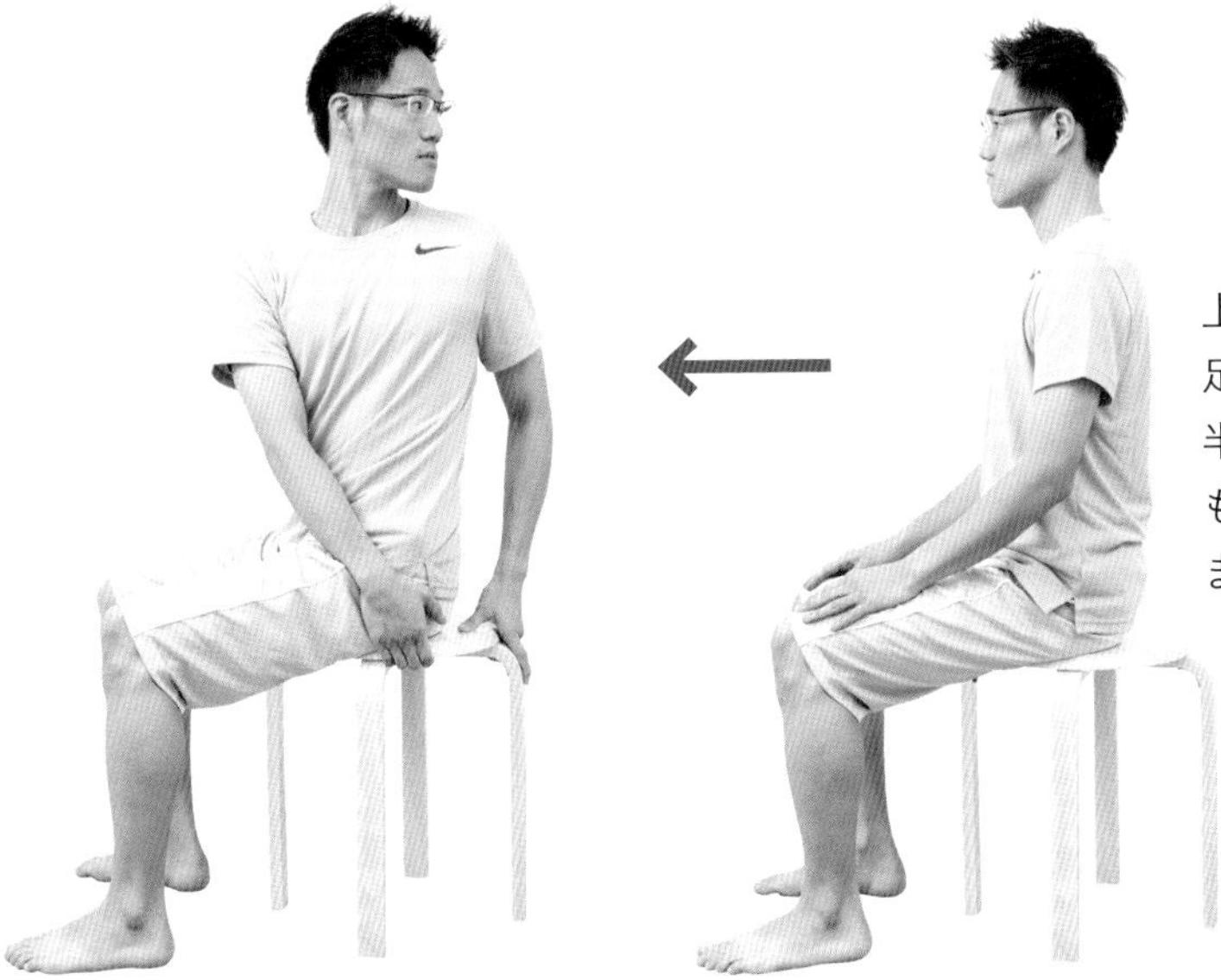

上記だときつい人は、足を肩幅にして、上半身をひねるだけでも脊柱起立筋が伸びます。

小顔効果やクマ、シワ改善に！「美顔」6選ストレッチ

すべて
20秒×
3セット

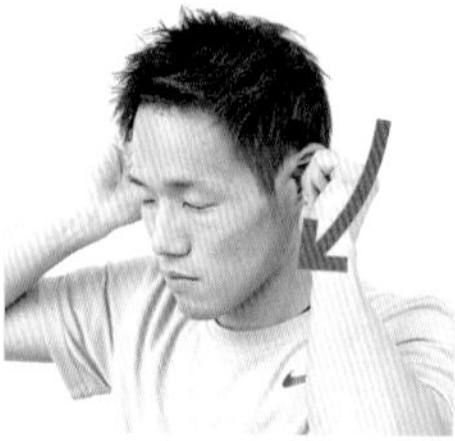

顔のストレッチの準備

●やり方

耳をつかんで、大きく円を描くようにしてひっぱる。

●効果

耳をひっぱると、耳と頭の側面の間にすきまができ、頭蓋骨《ずがいこつ》と蝶形骨《ちょうけいこつ》の間に少し「あそび」が生まれる。すると、蝶形骨がゆがみから解放され、ほかの頭の筋肉がゆるんでストレッチしやすくなる。

耳介筋《じかいきん》

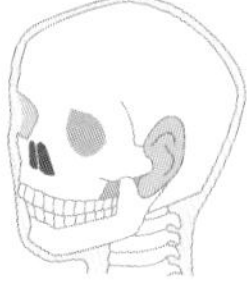

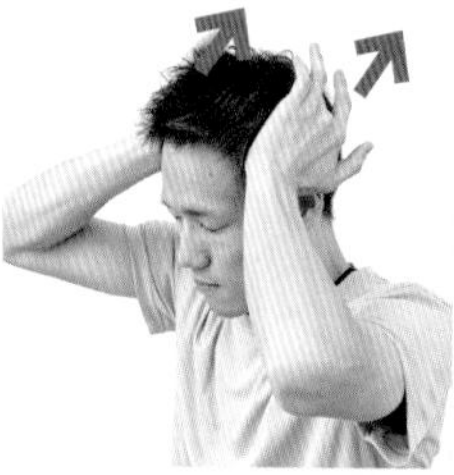

たるみ、リフトアップ

●やり方

側頭部を手でおさえて、手で斜め後ろにひっぱりあげる。

●効果

顔のたるみの改善、リフトアップ、頭の形が丸くなる、などの効果がある。

側頭筋《そくとうきん》

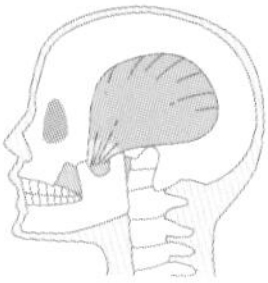

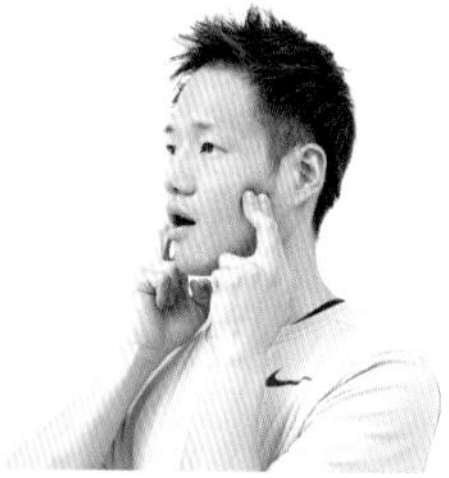

小顔効果

●やり方

口を「あ」の形に開けて、咬筋をゆるませてから、人差し指と中指を回しながらグリグリ軽く押し込む。上の「側頭筋ストレッチ」を先にやっておくと、さらに効果アップ。

●効果

ここは噛む筋肉で、硬くなるとエラが張ってくるので、ストレッチすると小顔効果あり。

咬筋《こうきん》

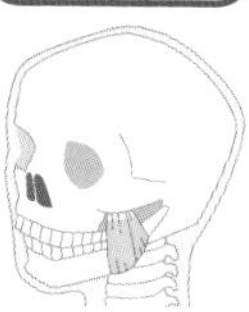

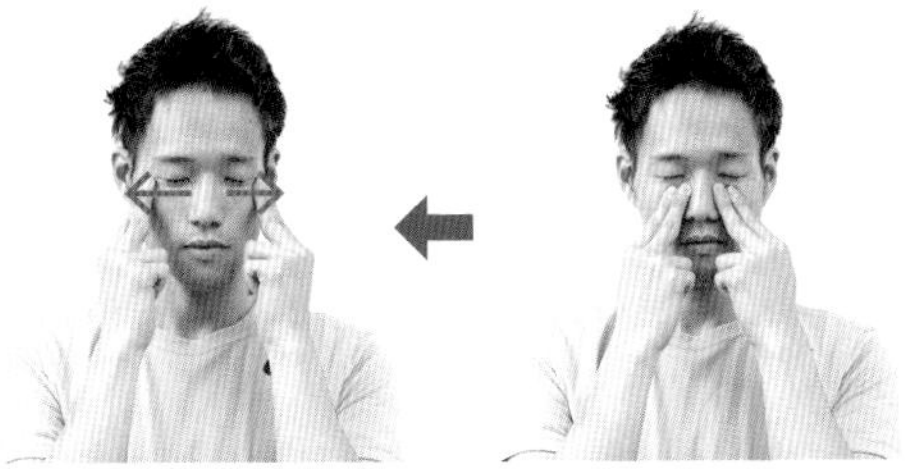

クマ、目の疲れ

●やり方

目と頬の間の筋肉に人差し指と中指を添えて、押し当てるようにして内から外にスライドさせていく。

●効果

ここはまぶたを閉じる筋肉でもあり、血流が悪くなるとクマの原因に。クマ対策としてストレッチ。目の疲れ改善にも。

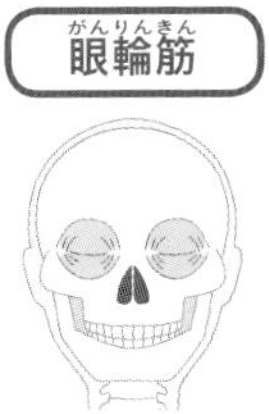

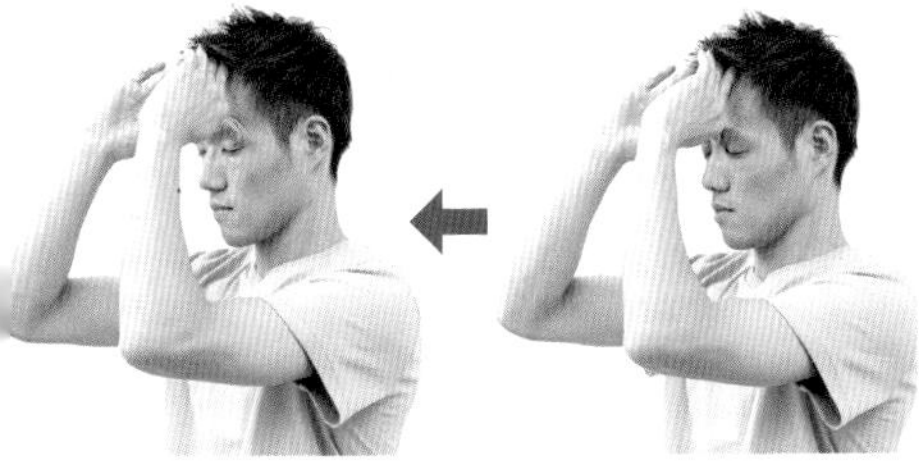

眉間のシワ

●やり方

親指を皺眉筋の鼻柱のほうに添えて、グイーッと押し当てるようにして眉のほうにスライドさせていく。

●効果

眉間にシワを寄せる筋肉なので、眉間のタテジワを改善。

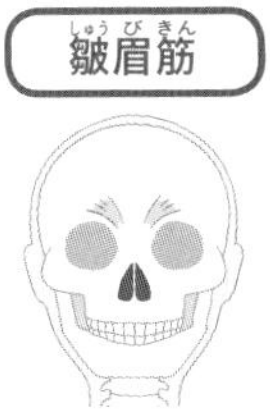

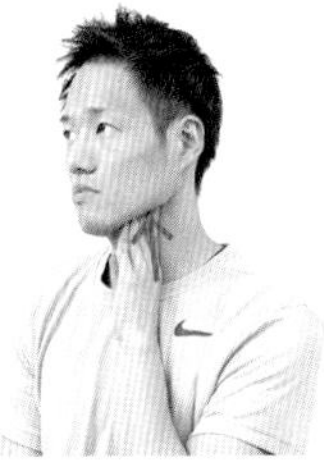

顎関節症、二重アゴ

●やり方

手の親指以外をアゴの内側に添えて、押し込んでいく。このとき、外にひっぱると顎関節をケガする可能性があるので注意。

●効果

ここは口を開ける役割を持つ筋肉で、硬くなると口が開きにくくなる。ストレッチで顎関節症《がくかんせつしょう》を改善。重症の人は病院へ！

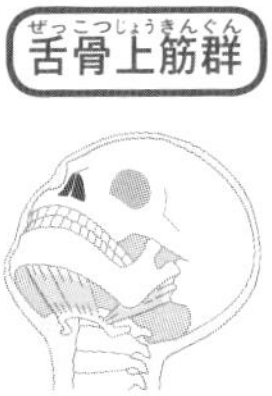

Q 体はやわらかいのに、肩コリ、首コリ……体中がコッている気がします。なぜ？

A 「体がやわらかい」と、「筋肉がやわらかい」は必ずしも同じではない

実は「体がやわらかい＝関節の動く範囲が広い」ことと、「筋肉が（よい意味で）やわらかい」ことは、必ずしも同じではありません。

女性は関節の可動域《かどういき》（動く範囲）が広い人が多いのですが、それでもあちこちの筋肉がコリコリのこともよくあります。

そういう方こそ、ストレッチはやりやすく、しかも効果が高いですから、おすすめですね。

では、逆に「体が硬くても（体の柔軟性が低くても）、筋肉がやわらかいこともある」のでしょうか？　残念ながらありません。関節の可動域が狭い方は、筋肉も硬いので、慎重にストレッチをはじめてみましょう。

Q 体はやわらかければ、やわらかいほどよいのですよね？

A 本人に合った柔軟性がある

その人の日常や競技に合った柔軟性があると私は考えています。たとえば、開脚180度は必要ない方がほとんどでしょう。

バレリーナや体操選手でなく、日常生活を快適に送りたい場合は、無理せず、ほどほどにストレッチを行っていくのが一番です。

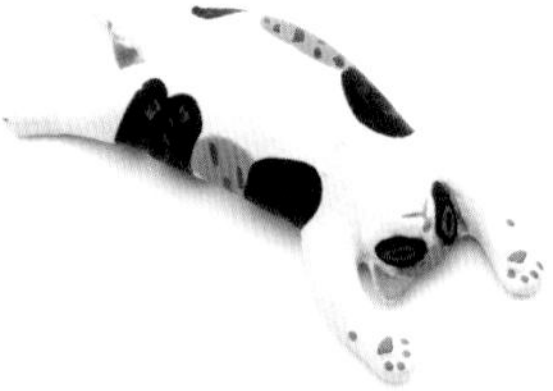

4章

腰・尻まわりの悩み

イスに座りっぱなしなのも、腰痛やお尻が疲れる原因。
できたらデスクワークの合間にストレッチすると
いいですね。

大臀筋《だいでんきん》

座りっぱなしで腰が痛い

人体でいちばん重い筋肉なので、伸ばすと一気に足腰が軽くなる

座ったまま 寝たまま

「大臀筋」はお尻の筋肉で、
立つ動作にすごく貢献しています。
ちなみにゴリラは大臀筋が小さいので、
二足歩行はできません
つまり、二足歩行のヒトにとって、
すごく大事な筋肉なのです。
腰痛持ちなら、
ここを伸ばすだけでわりとスッキリ！

この筋肉は下半身の動きに重要な働きをします。伸ばすと腰痛がよくなるだけでなく、大臀筋のコリがとれて下半身の動きもよくなります。

こんな悩みに！

- 腰痛
- 尻疲れ

この筋肉を伸ばす！

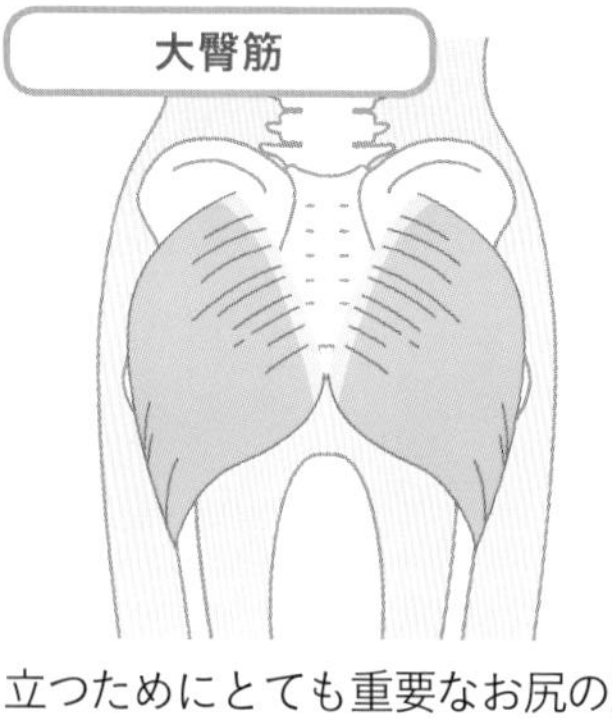

立つためにとても重要なお尻の筋肉で、立ったり走ったりする動作で活躍。股関節の動きに特に大切な部位で、立つ動作が少ないと固まってきます。

座ったまま

左右
20秒×
3セット

1 左足を右足の上にのせ…

※左足が床と平行になるように、手でサポートしています。

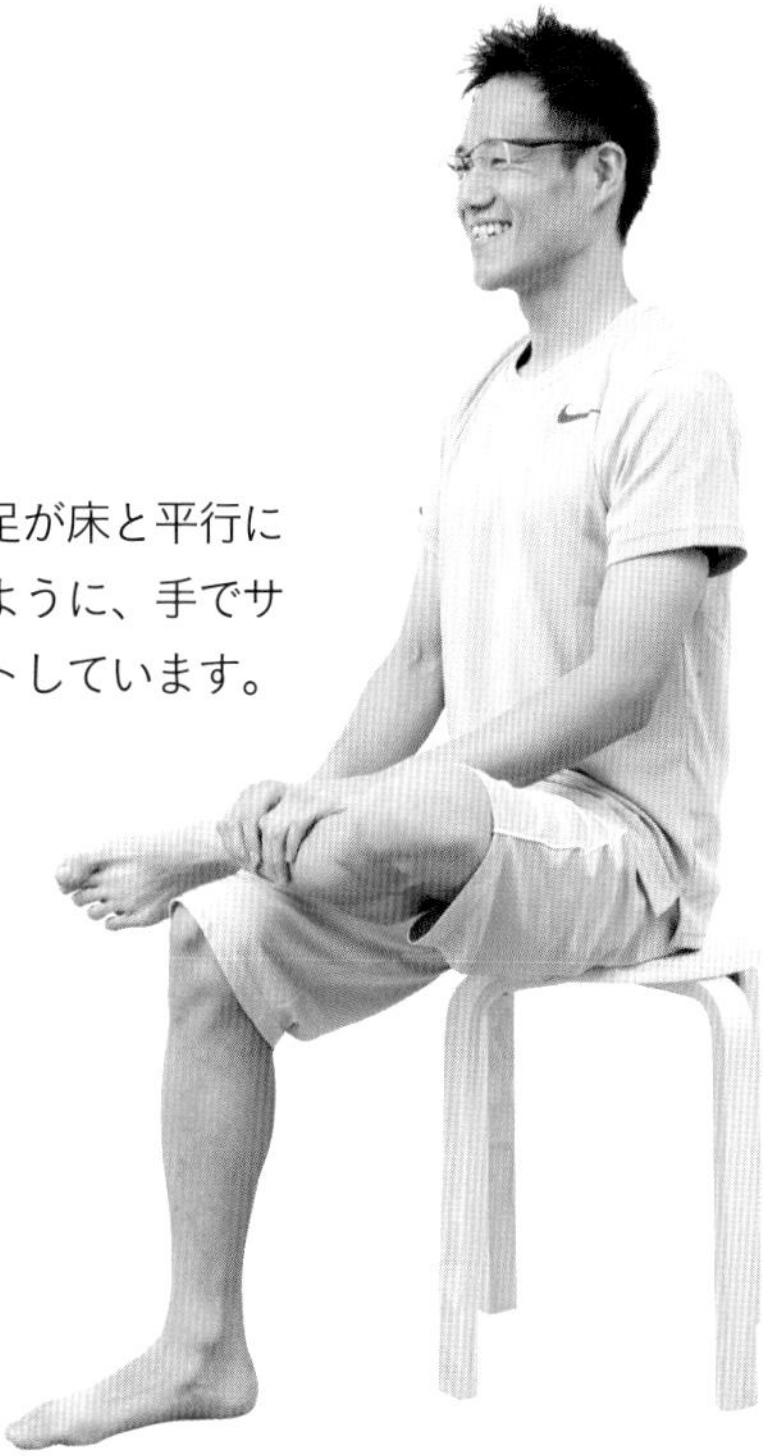

※背中を丸めるのではなく、左尻を伸ばすようにします。

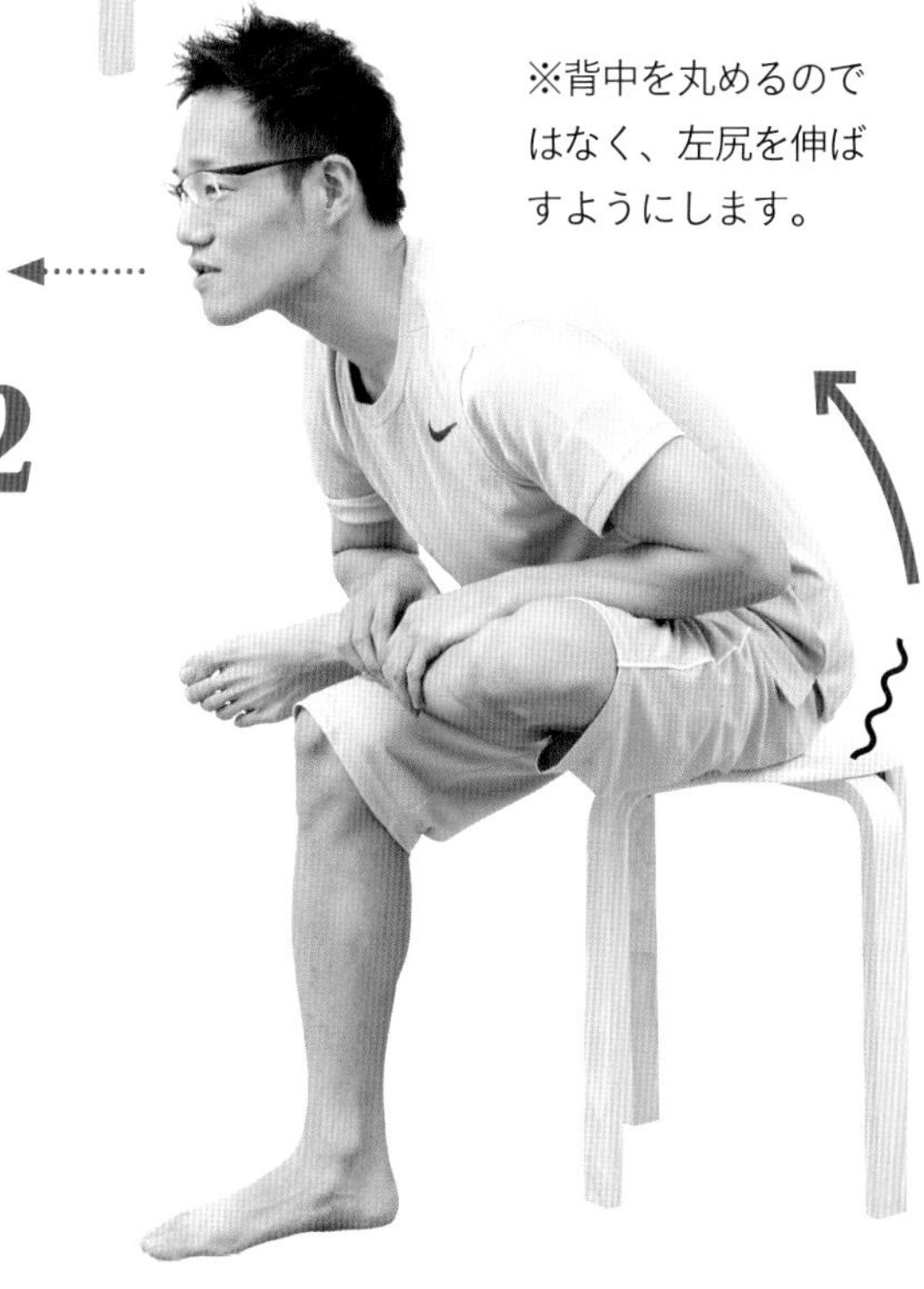

2 顔は正面に向けたまま、胸を足に近づける。

大臀筋

座りっぱなしで腰が痛い
寝たまま

左右
20秒×
3セット

1 右足に左足をかけて…

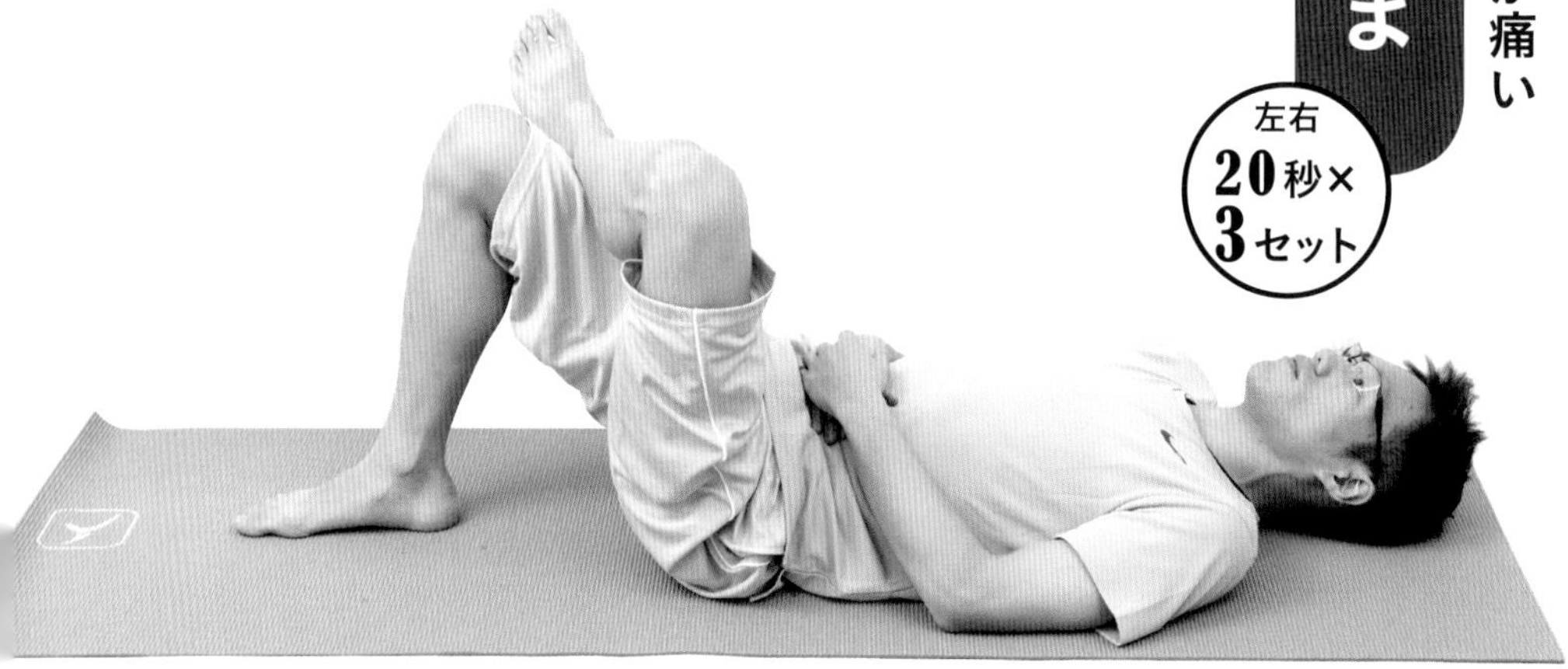

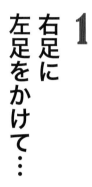

この筋肉を伸ばす！

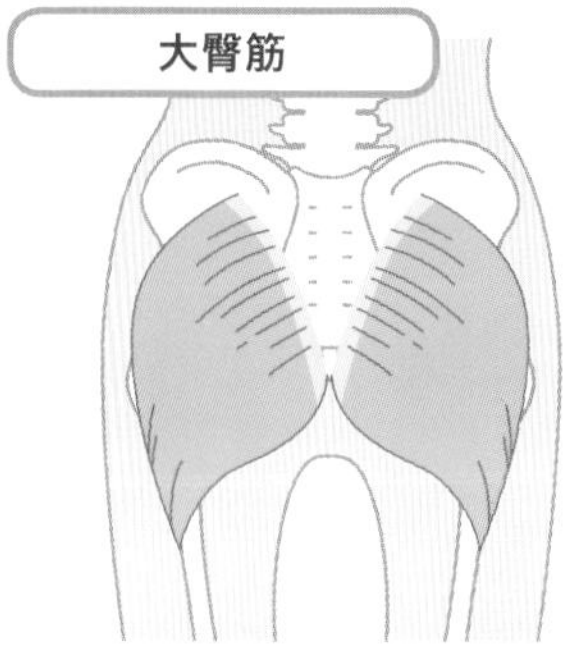

こんな悩みに！

腰痛

尻疲れ

2 両手で右足をかかえ、ぐーっとお腹に近づける。

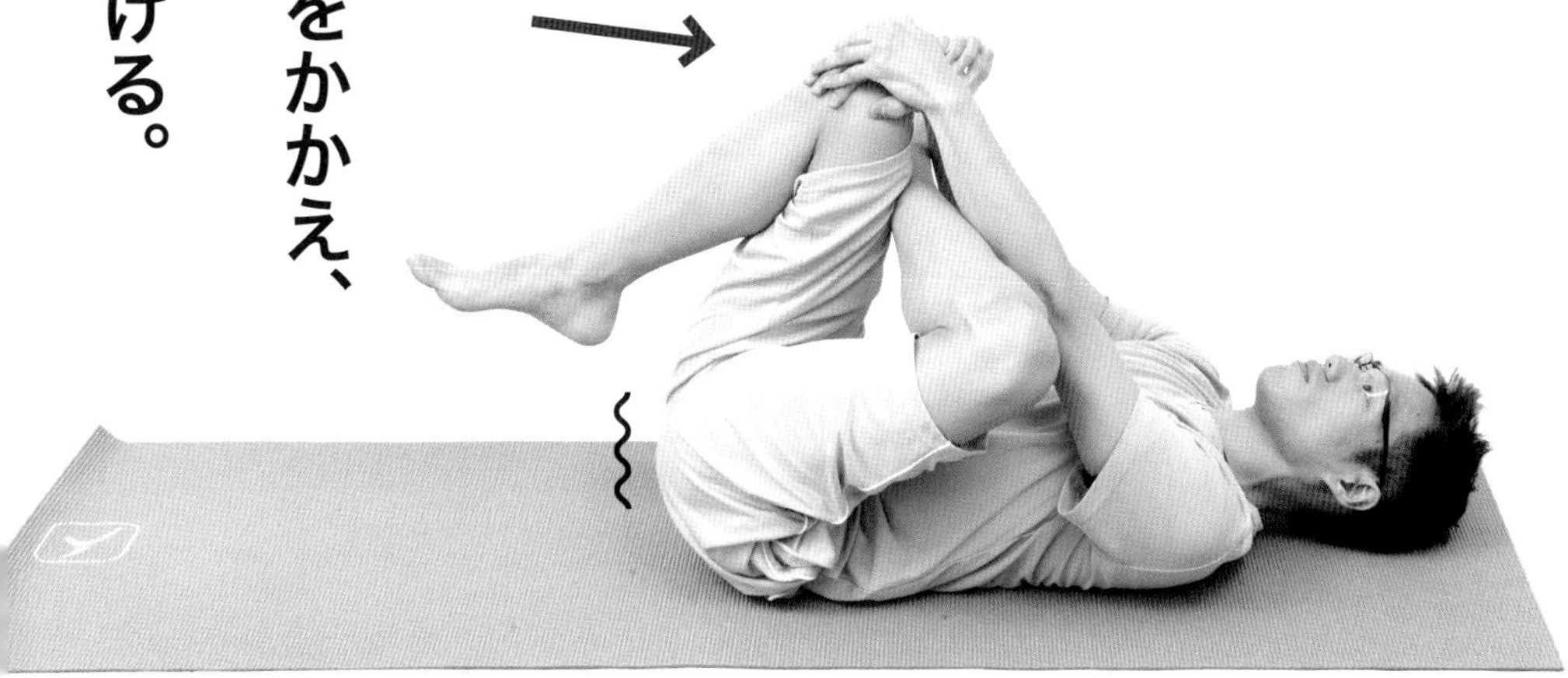

※左のお尻の伸びを感じて。

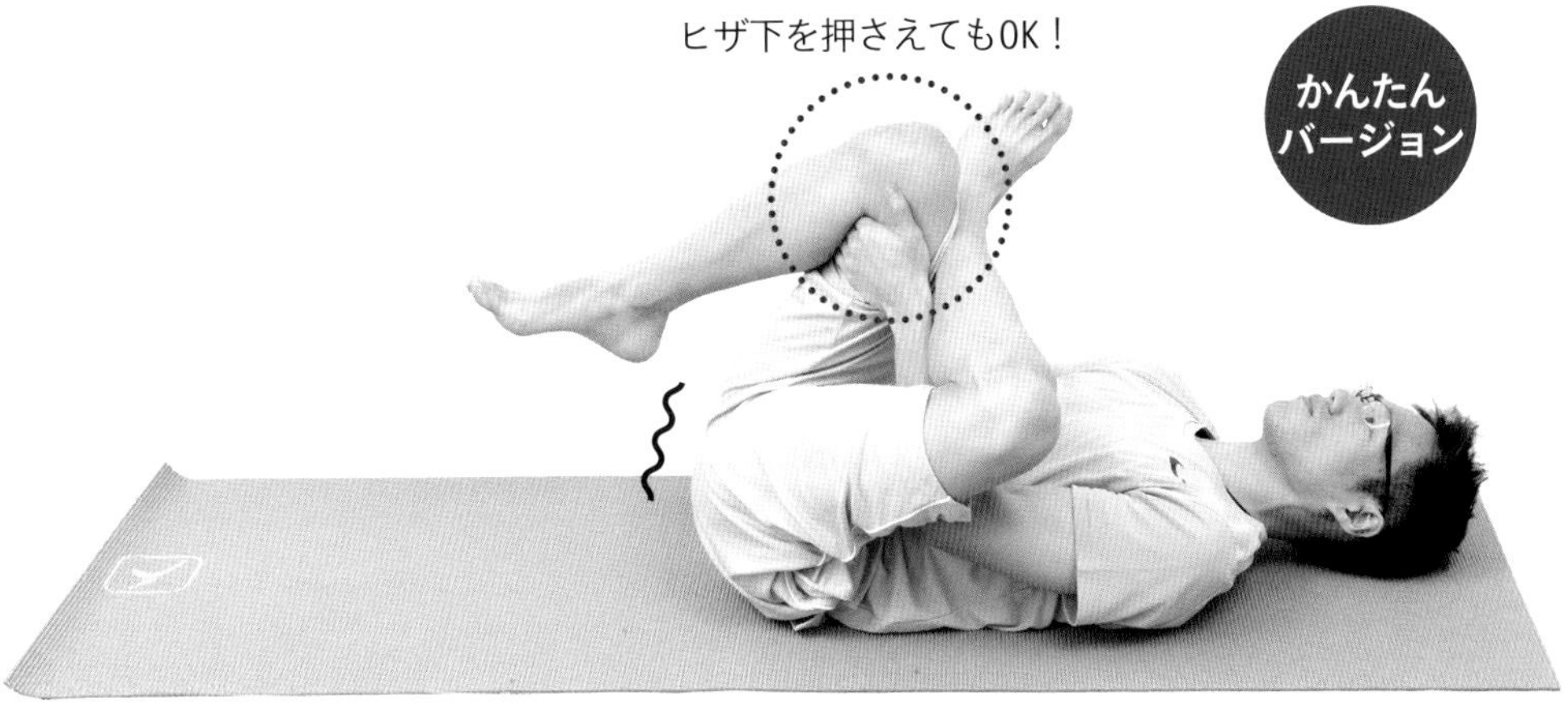

手がヒザ上に届かない人は、
ヒザ下を押さえてもOK！

中臀筋《ちゅうでんきん》

ここがコリコリのまま、ランニングしたらダメ!

座りっぱなしで尻コリ

座ったまま
寝たまま

イスに座りっぱなしの人は骨盤を安定させる「中臀筋」が固まってしまっています。よくないのはデスクワークでここを硬くして、ランニングで無理やり使うパターン。絶対、やめて!

ランニングは股関節運動で、お尻の筋肉をよく使います。しかし、ガチガチの中臀筋のままいきなり使ってしまうと、余計に硬くなります。そもそも動きにくいので大腿筋膜張筋（82ページ）の動きも悪くなり、ヒザの故障にもつながります。

ストレッチを継続できれば、走るときの動きの向上にもなります。

こんな悩みに!

腰痛

尻コリ

この筋肉を伸ばす!

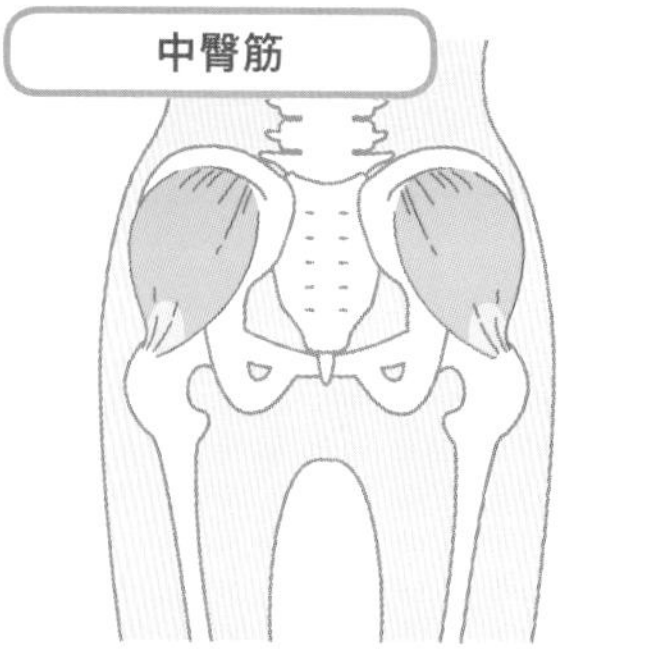

「大臀筋」の下層とほぼ同じ高さにあり、お尻の外側を形成。足を開いたり股関節を曲げるときに、ヒザを内側に向ける働きをします。

座ったまま

左右
20秒×
3セット

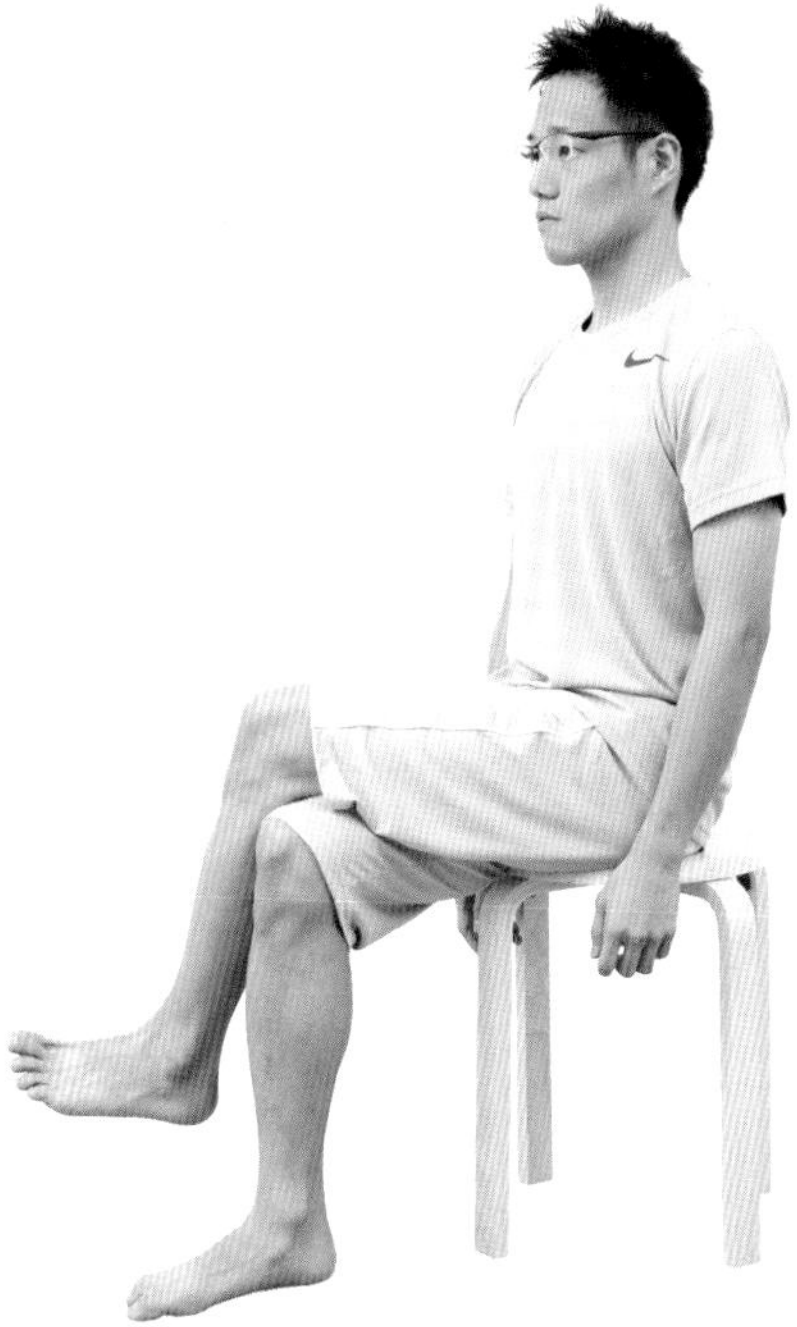

1
左足を右足にかけて…

2
上半身を左にひねり、右手で左ヒザを外に押す。

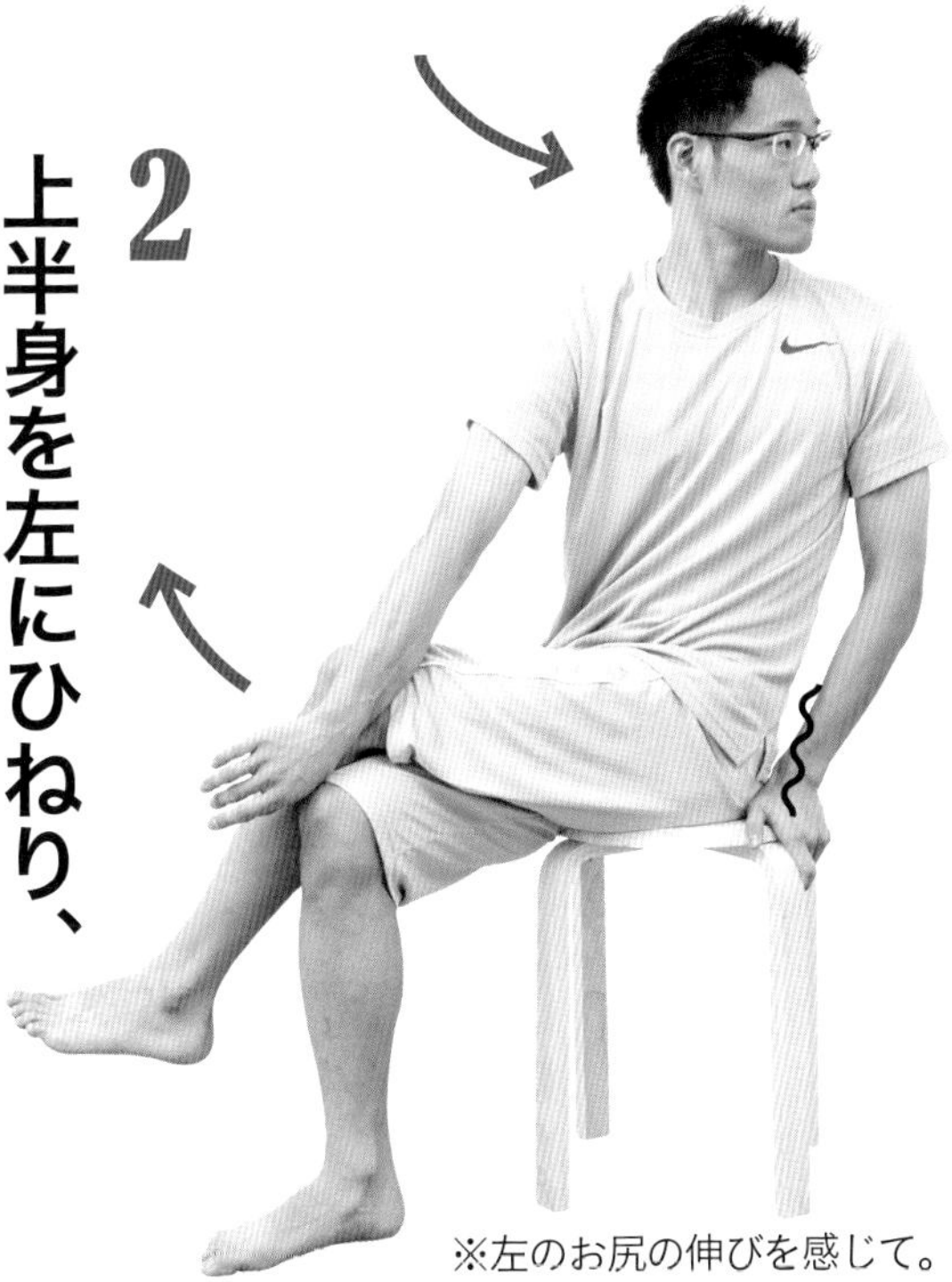

※左のお尻の伸びを感じて。

左手がイスに届かない人は

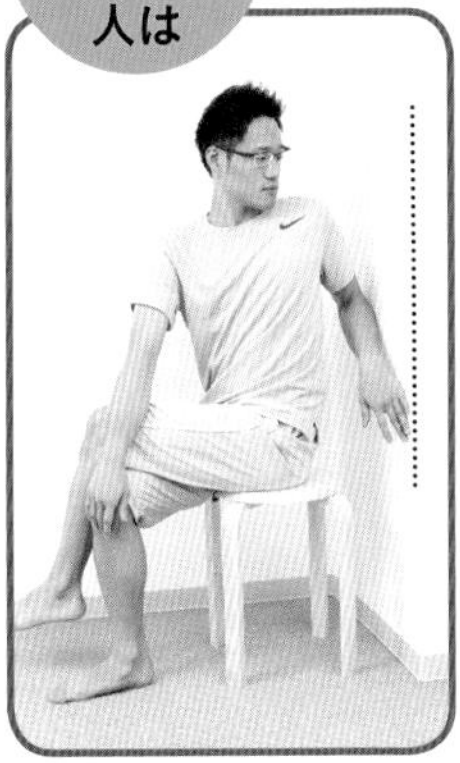

左手は、イスの背もたれに置いたり、壁につけてもOK。

中臀筋

座りっぱなしで尻コリ 寝たまま

左右 20秒× 3セット

1 右足を立てて…

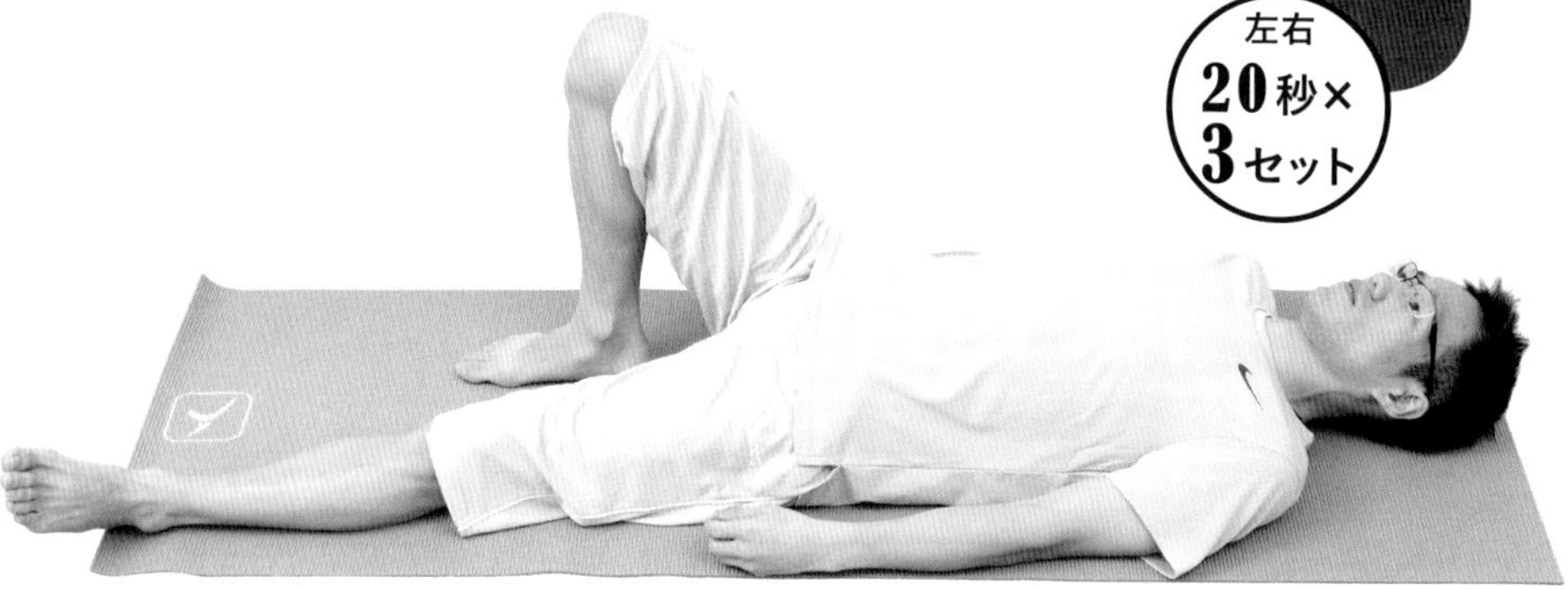

この筋肉を伸ばす！

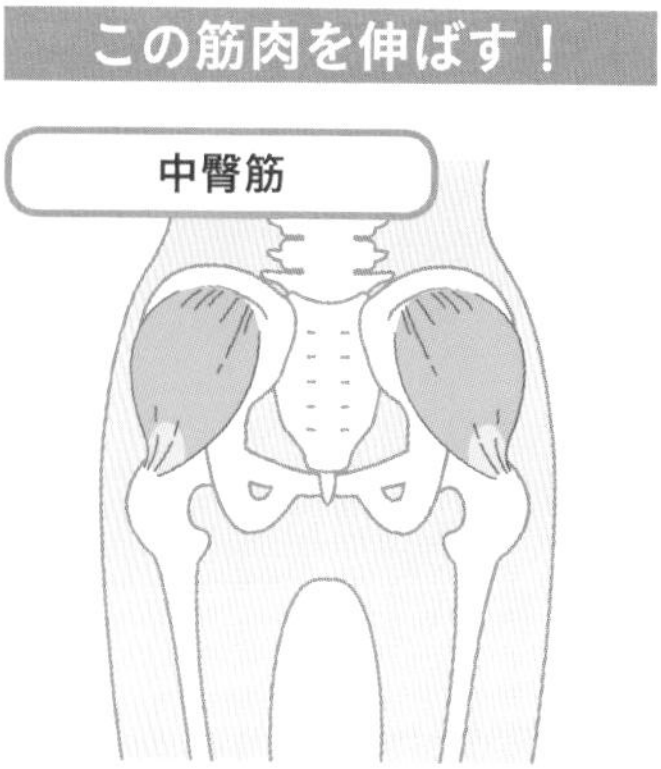

こんな悩みに！

腰痛

尻コリ

2 左手でサポートして右足を左に倒す。

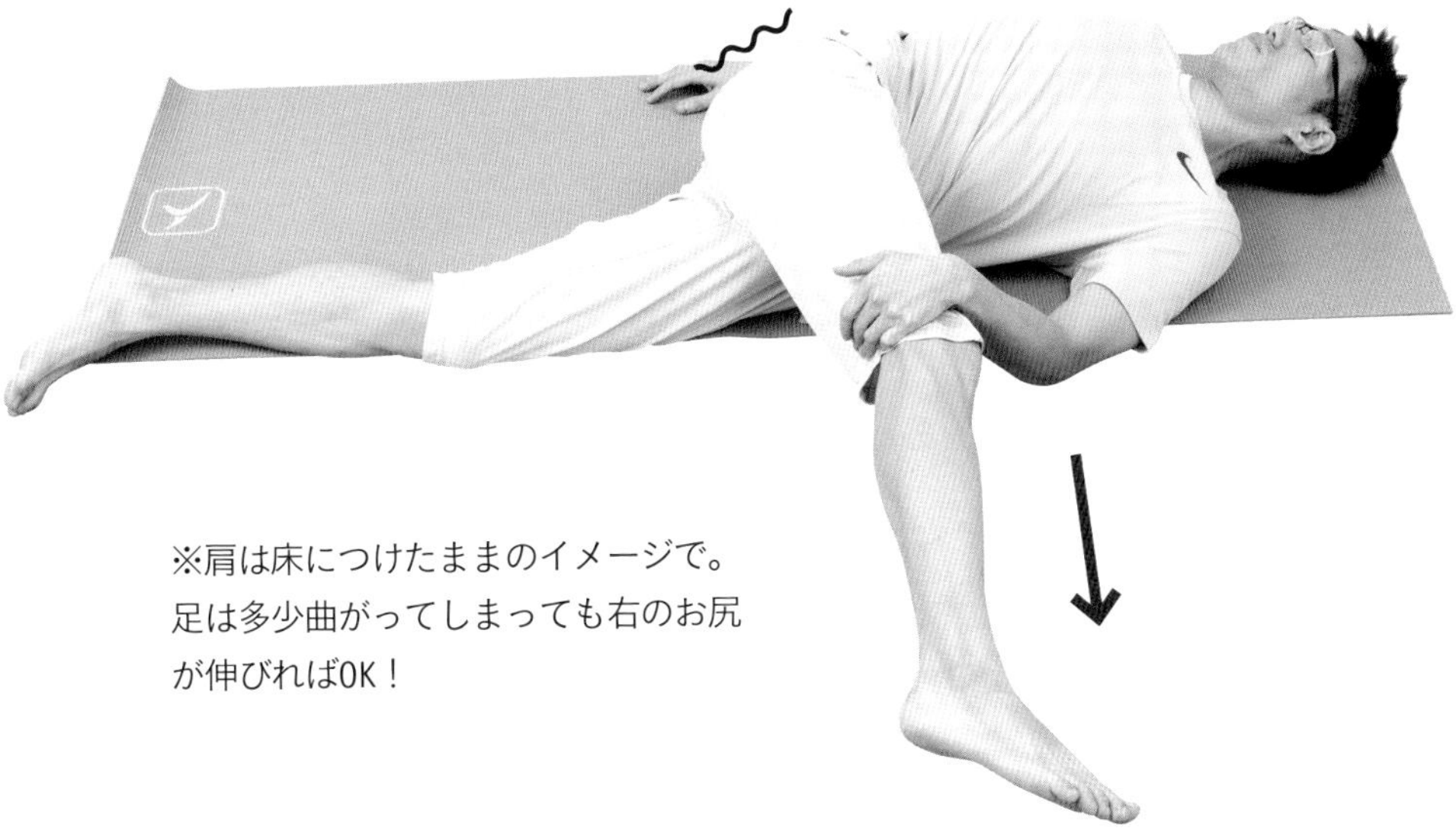

※肩は床につけたままのイメージで。
足は多少曲がってしまっても右のお尻が伸びればOK！

腰方形筋《ようほうけいきん》

腰が重い……マッサージしても効果が一時的な人に！

かがむときに腰が痛い！

座ったまま

腰のあたりを手でグッと押すと気持ちいいけど、結局は違和感が抜けない人は、「腰方形筋」が固まっている可能性大！

グイーッと伸ばすと、血流がよくなりかなーり腰がスッキリします

腰方形筋は、体の深層にあって指が届きにくいため、マッサージだけではなかなかよくなりません。ここが硬いと「腰が張っている」「腰が動かなくなる」と感じることもあります。

このストレッチなら深いところの腰方形筋も伸ばせます！

こんな悩みに！

- 腰のハリ
- 腰痛

この筋肉を伸ばす！

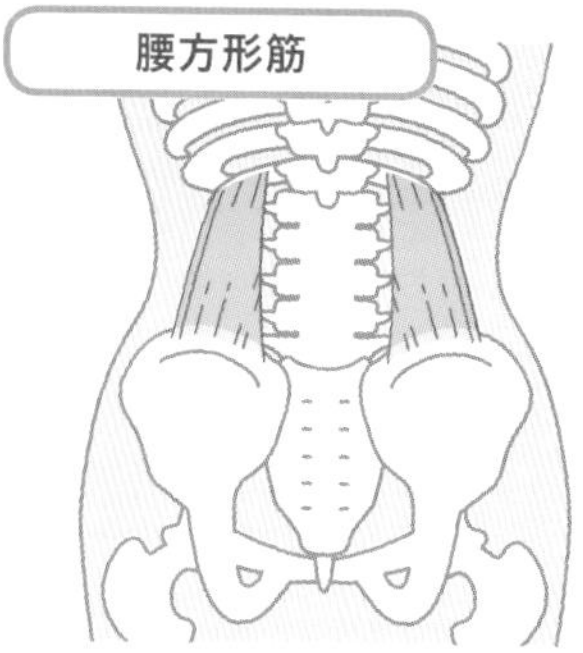

骨盤から背骨につながる筋肉。背骨の外側にあり、腰を安定させたり横に倒す筋肉ですが、座りっぱなしだと固まってしまいます。

座ったまま

左右
20秒×
3セット

1 左手を頭の後ろに添えて…

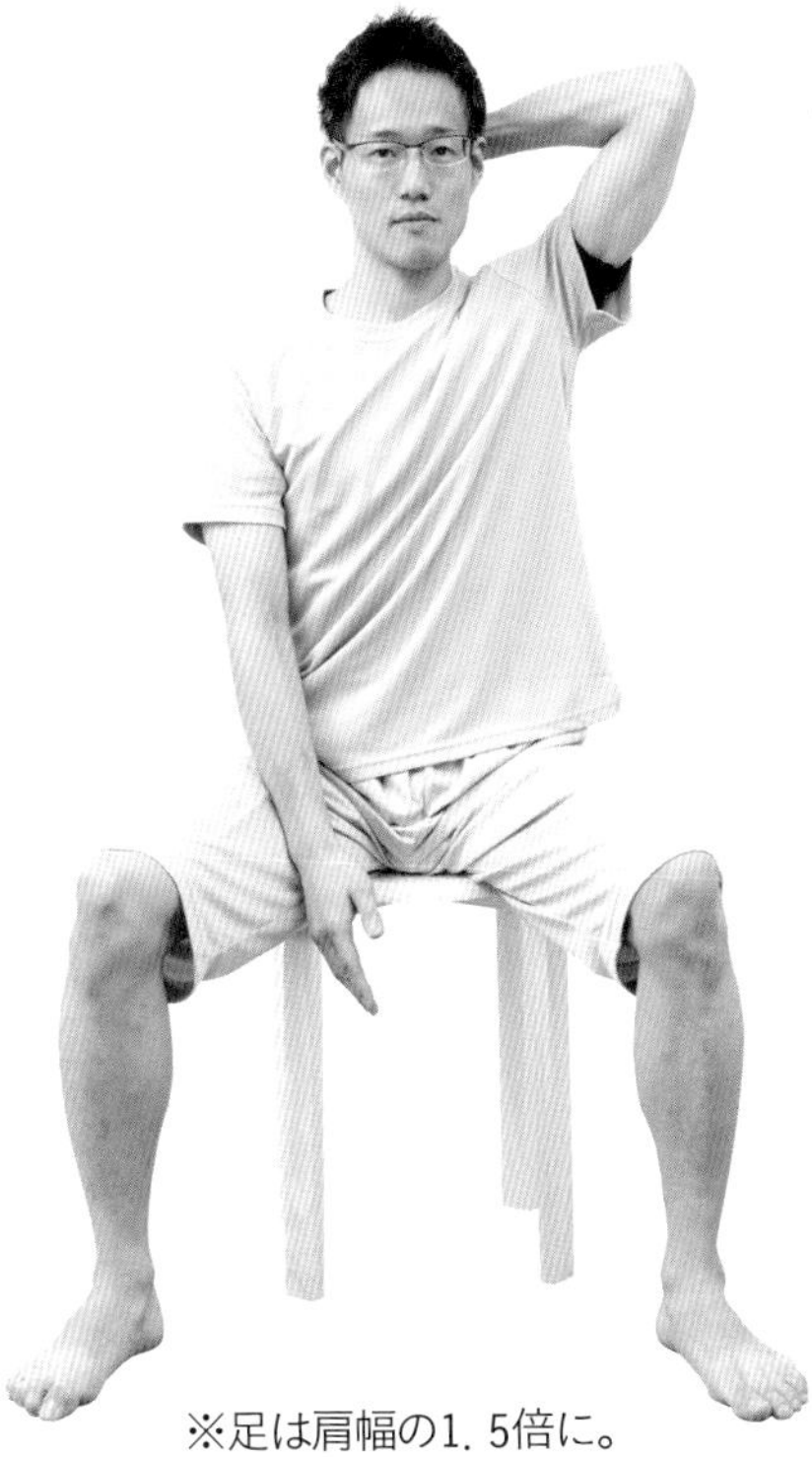

※足は肩幅の1．5倍に。

2 右手を真下に動かし、腰をかがめて、左腰を伸ばす。

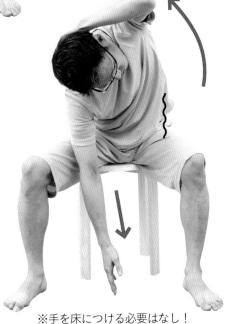

※手を床につける必要はなし！
左手は頭を押さず添えるだけで。

広背筋《こうはいきん》

知らないうちにガッチガチ！　だまされたと思ってやってみて

腰が張っている!!

座ったまま

マッサージを受けても、
腰のハリがすぐに再発しちゃう人は、
この「広背筋」の
キツ〜いストレッチをしてみて！

この筋肉はハリが強くなりやすいので、指で押すだけではなかなかよくなりません。
あまり使われない筋肉のため、硬くなりやすく、大半の人が気づかずにガチガチになっています。
硬くなると肩関節が動きにくくなり、それが原因で腰にも負担がかかります。

こんな悩みに！

背中のハリ
肩コリ
猫背
腰のハリ

この筋肉を伸ばす！

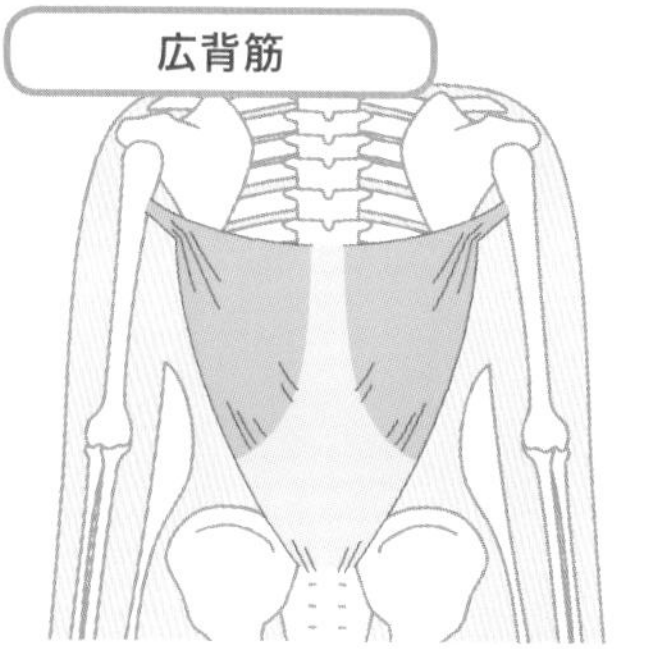

面積は人体ナンバー1。骨盤と背骨と腕の骨についている背中の表層の部分で、脇をぐっと締めたり、物を引っ張るときなどに使います。

座ったまま

左右
20秒×
3セット

1

上半身は少し前かがみで、左にひねりながら…

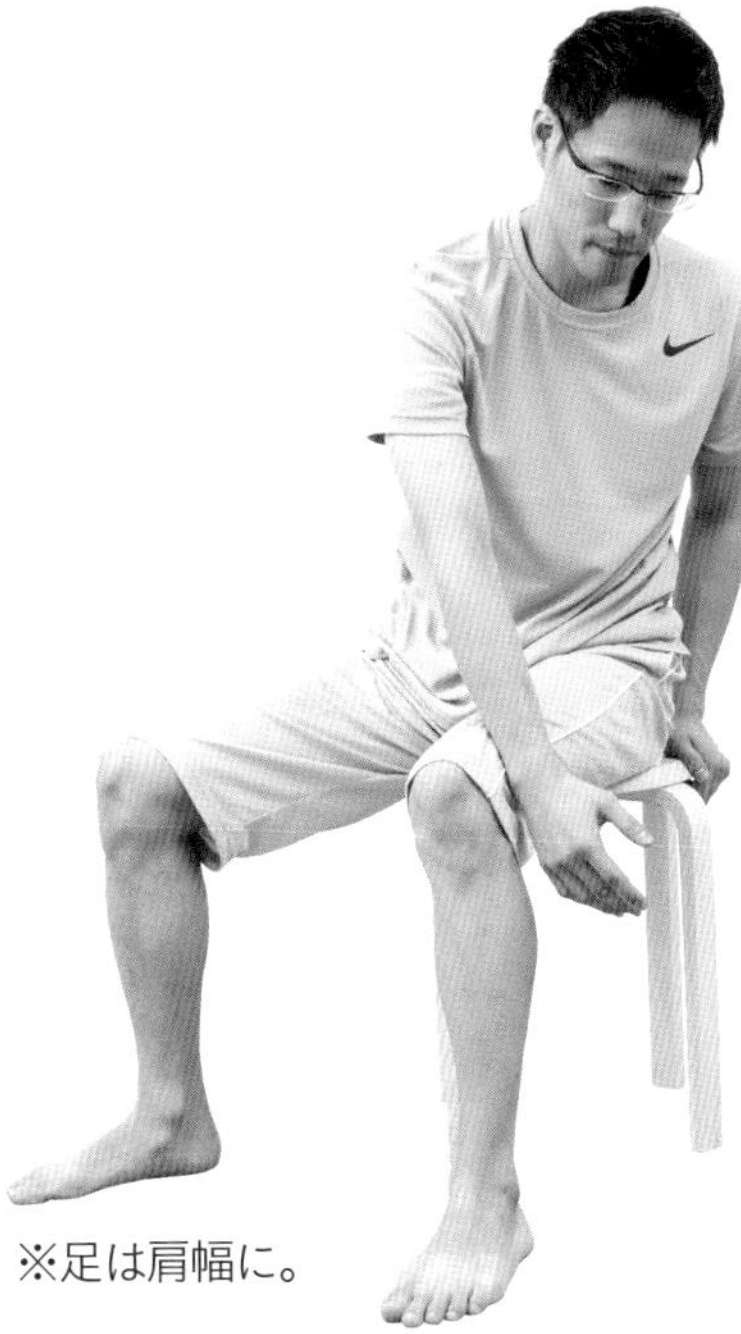

※足は肩幅に。

2

右手を左へ伸ばして、右の背中を伸ばす。

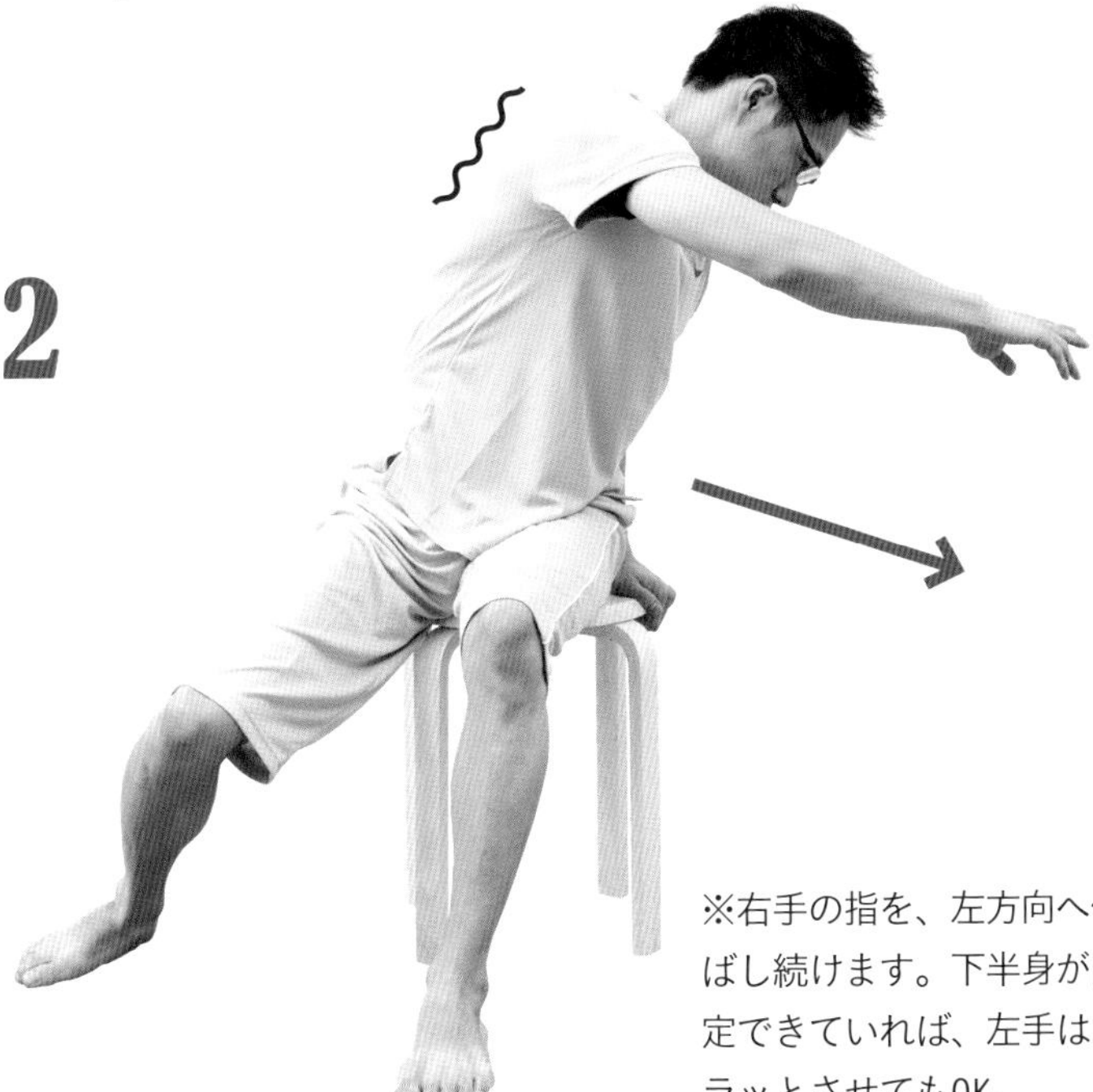

※右手の指を、左方向へ伸ばし続けます。下半身が固定できていれば、左手はダラッとさせてもOK。

Q ストレッチをすれば、筋肉が増えますか？

A 直接的効果は「？」です

ストレッチそのものには筋肉量を増やす働きはありません。ただ、ダイエット同様、ストレッチで、筋肉が動かしやすくなるので、日常生活の運動量がアップし、多少の筋肉量アップはありえます。筋肉量アップには筋トレが一番ですが……。

Q ストレッチのときに「気持ちよく」できていれば、自分に合っている？

A 気持ちよいかどうかは、関係なし

ストレッチが気持ちいいか、また痛いか、痛くないかなどの感覚は、合っているかどうかと関係ありません。

症状が改善されれば、その症状に合ったストレッチができていますよ。

Q ストレッチとマッサージの違いは？

A マッサージはリラクゼーション効果が高い

その2つには、以下のような違いがあると言われています。

ストレッチ	マッサージ
改善目的	対症療法
トレーニング	リラクゼーション
筋肉に変化あり	筋肉に変化なし
筋肉痛を緩和しない	筋肉痛を緩和する

マッサージ後にストレッチを行うと、ストレッチの効果がさらに高まります。

休日などに余裕があったら、両方やってみてくださいね。

5章

足まわりの悩み

O脚、足の冷え、足のむくみなど足まわりのお悩みも
ストレッチで改善できます。
特に、もも裏の「ハムストリングス」は、
足疲れだけでなく、首・肩コリ、猫背、腰痛にも
関係する、重要な筋肉です。

大腿筋《だいたいきん》膜張筋《まくちょうきん》

開脚しづらい人やヒザ痛の人もやってみよう

O脚を治したい！

寝たまま

O脚は、骨盤から足の骨のでっぱりあたりの「大腿筋膜張筋」が硬いのが原因のひとつ。しかもこの筋肉が硬くなると、ヒザ関節までつながっている「腸脛靭帯（ちょうけいじんたい）」まで硬くなり、さらにO脚をひどくします

ここは腰を立てる筋肉で、開脚で90度開かない人も、ここが硬くなっていることが原因です。ストレッチすると歩くのが劇的にスムーズにもなります。

この筋肉はヒザにもついているので、ジョギングでヒザの外側が痛くなる人もここをよく伸ばしましょう。

この筋肉を伸ばす！

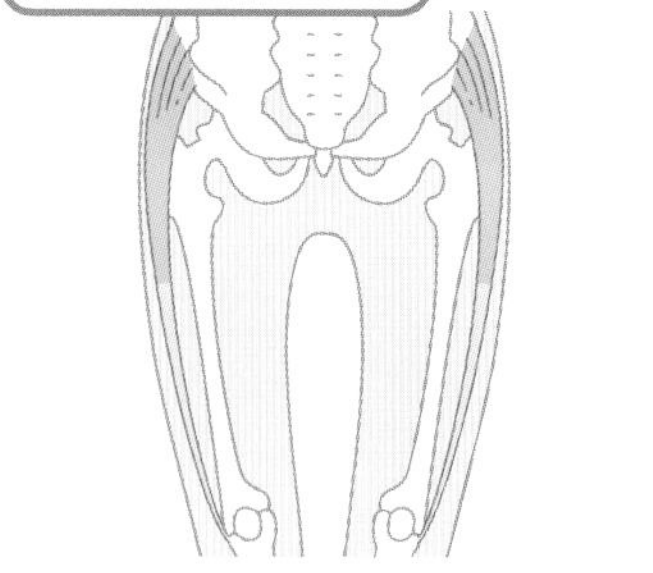

足をまっすぐ前に出したり、開脚に使います。ここが硬いとモモ裏の動きも悪くなり、骨が後ろに傾き猫背を引き起こす場合も。

こんな悩みに！

- ヒザ痛
- O脚
- 開脚しづらい
- 歩きづらい
- 猫背

寝たまま

左右
20秒×
3セット

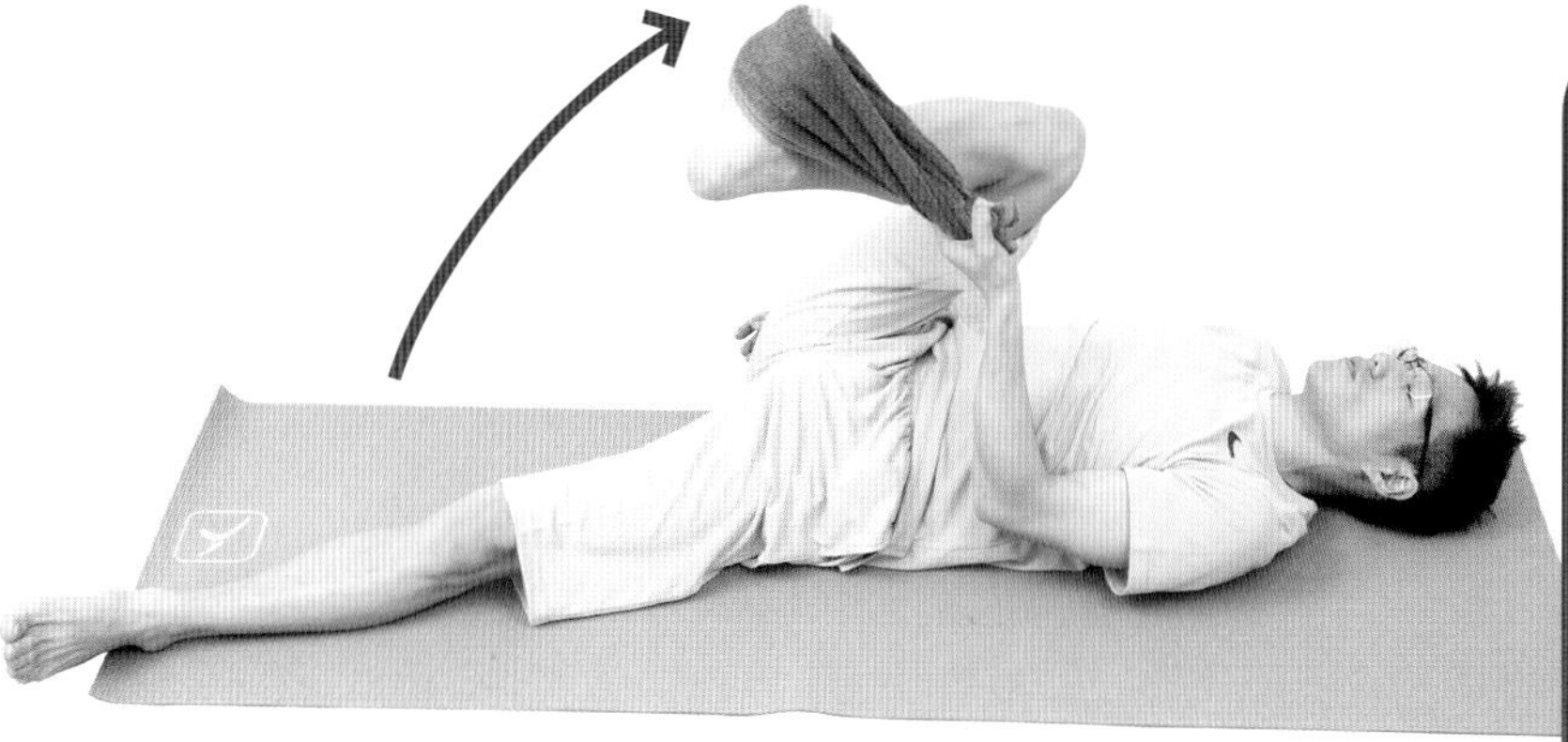

1 タオルで右足を自分側に寄せて…

※体ごと倒れないように、右手は床につける。右モモ外側の伸びを感じて。

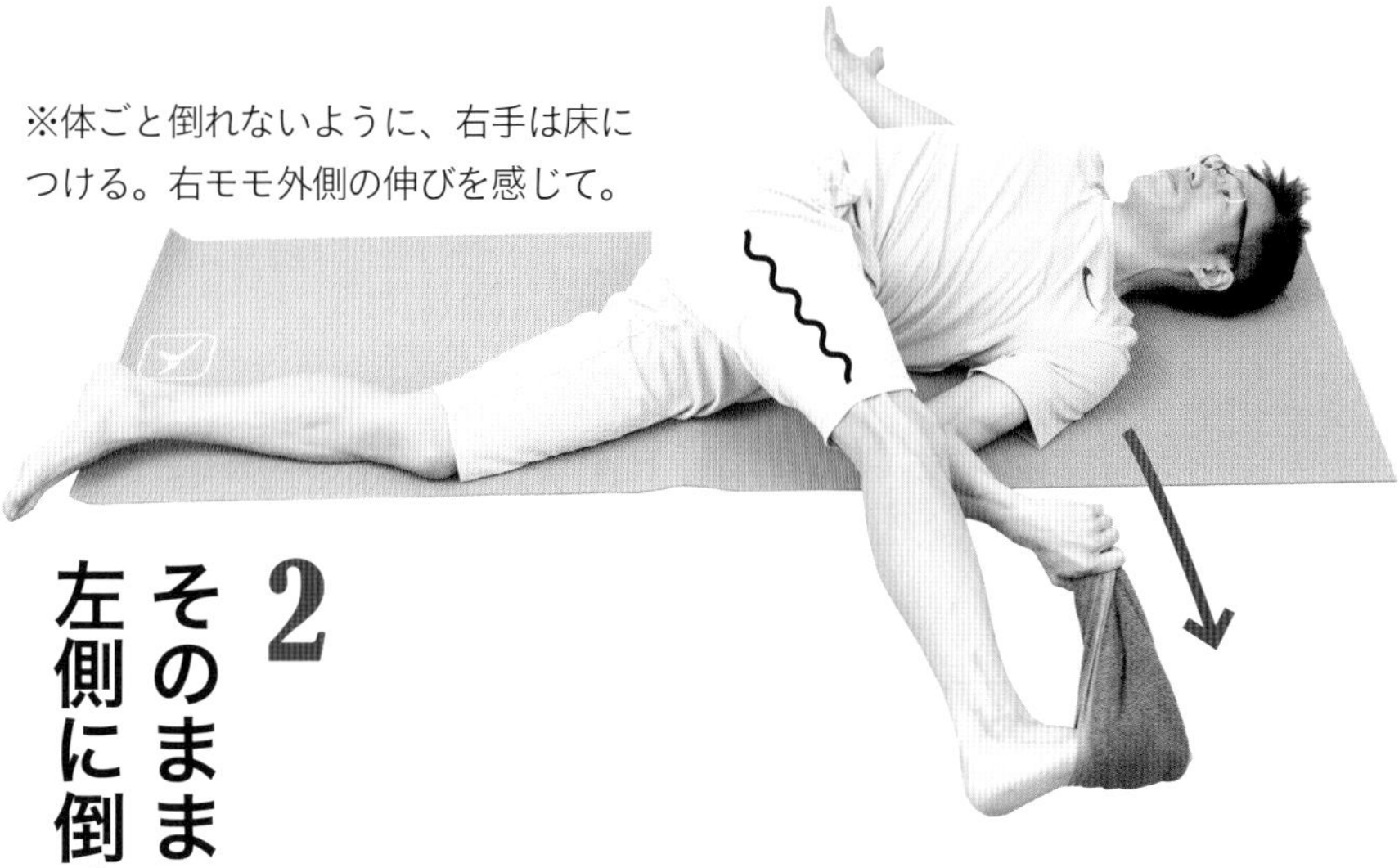

2 そのまま左側に倒す。

ハムストリングス

デスクワークで、ずっとヒザを曲げているのが足疲れの原因！

モモ疲れ・肩コリ・腰痛を解消

寝たまま 座ったまま

イスの背もたれにダラーッと座る癖がある人は骨盤が後ろに傾いている可能性大！首・肩コリ・腰痛の要因にもなるので、こまめに伸ばしましょう。

モモ裏の「ハムストリングス」が固まると、骨盤が後ろに傾いて、猫背や腰痛などの原因になります。

また、私のストレッチ専門店に来るお客様を見ていると、足疲れは運動不足よりも、デスクワークなどで足をずっと曲げているのが原因。足をずっと曲げていると筋肉が縮まり、長年にわたり硬くなっていきます。

この筋肉を伸ばす！

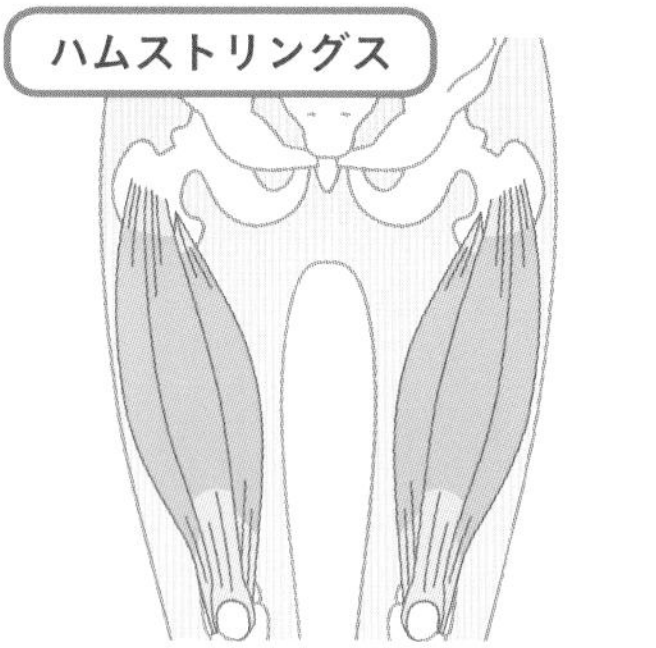

ハムストリングスはヒザを曲げるモモ裏の筋肉。ここがやわらかくなると地面を蹴る準備もスムーズに行え、歩きやすくなります。

こんな悩みに！

- 猫背
- 足の疲れ
- 肩コリ
- 首コリ
- 歩きづらい
- 腰痛

寝たまま

左右
20秒×
3セット

1 左足先にタオルをひっかけて…

※体のやわらかい人は、タオル無しで、両手で左足を持ってもOKです。

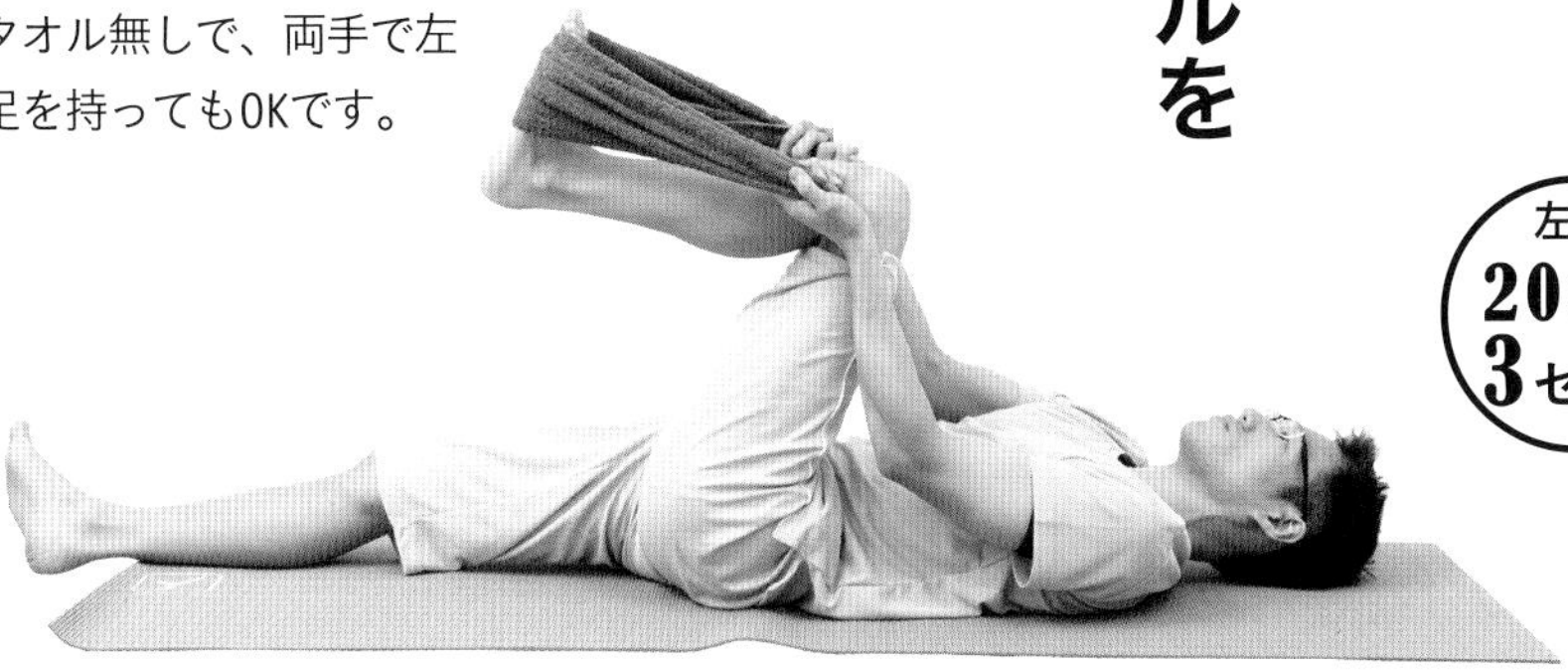

2 左足をグーッと天井へ伸ばす。

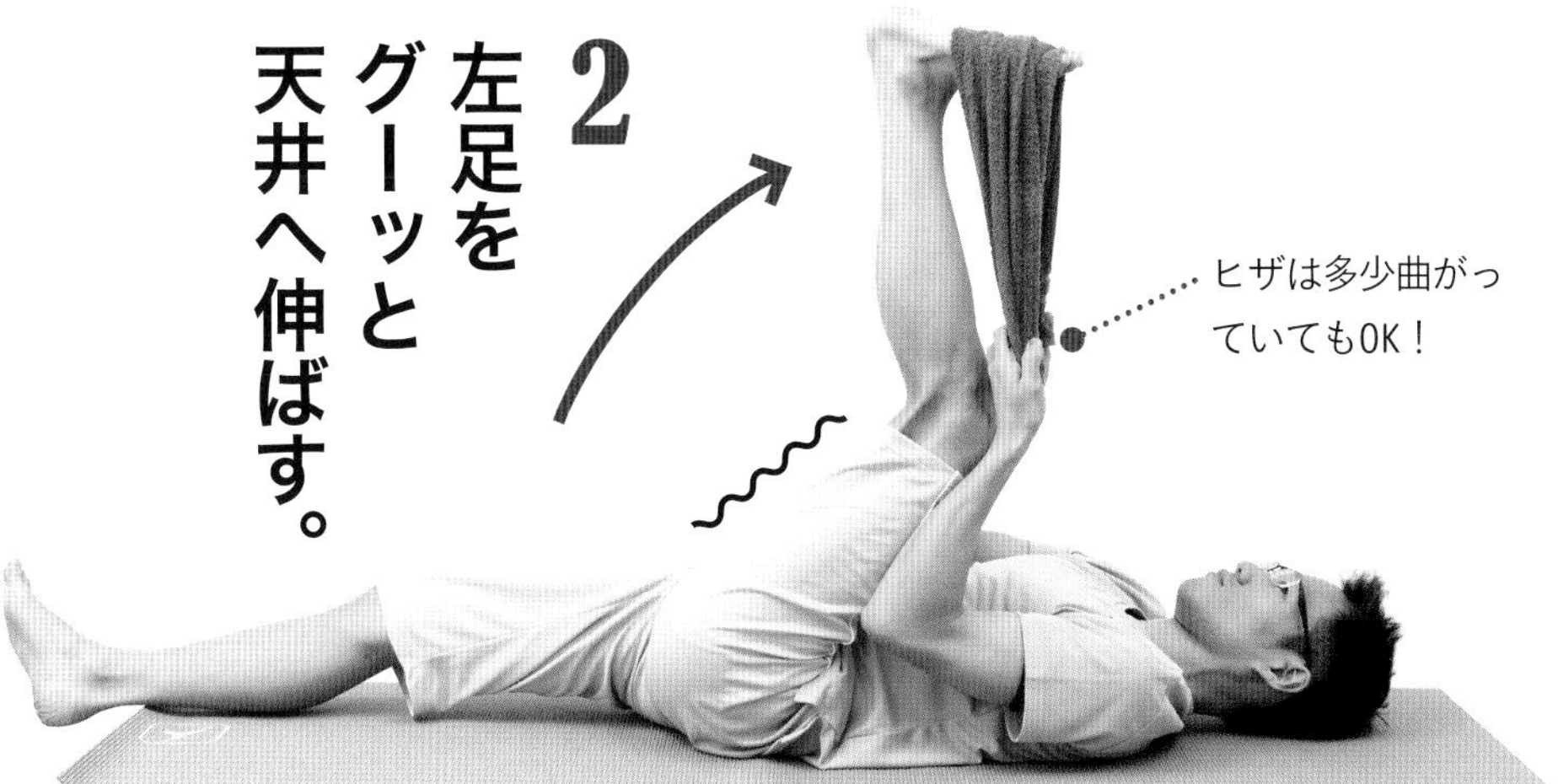

ヒザは多少曲がっていてもOK！

ハムストリングス

モモ疲れ・肩コリ・腰痛を解消

座ったまま

左右
20秒×
3セット

1 左足を伸ばし…

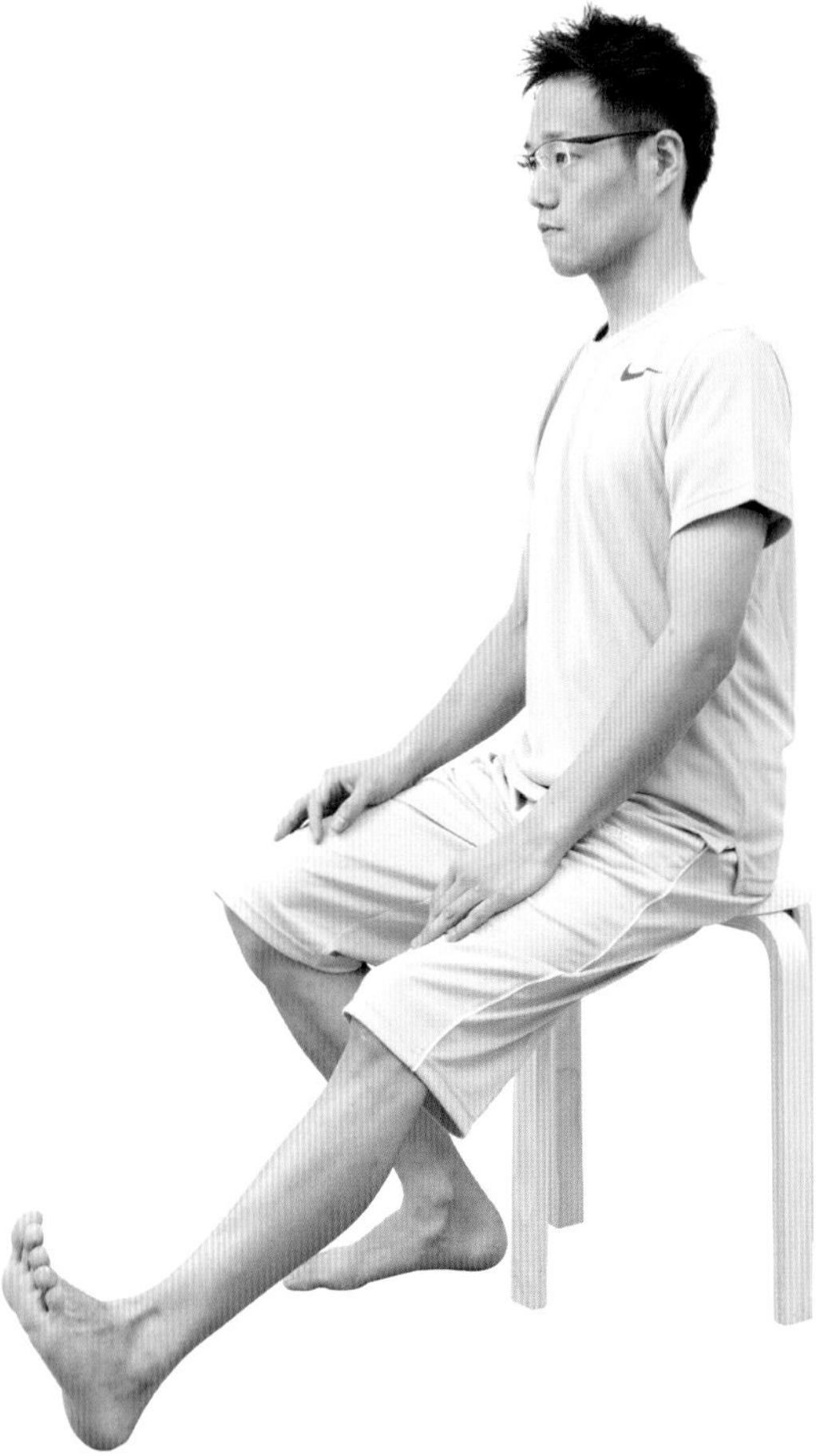

この筋肉を伸ばす！

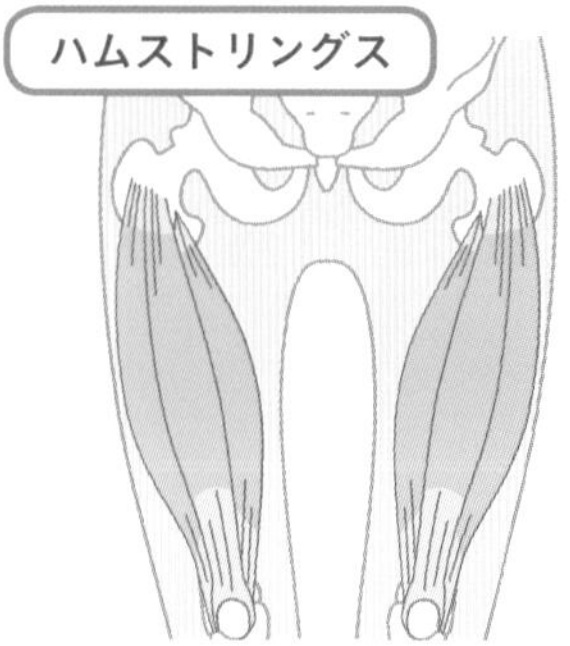

こんな悩みに！

肩コリ	腰痛	足の疲れ
歩きづらい	猫背	首コリ

2 左手で左足のつま先を押さえて前かがみになり、モモを伸ばす。

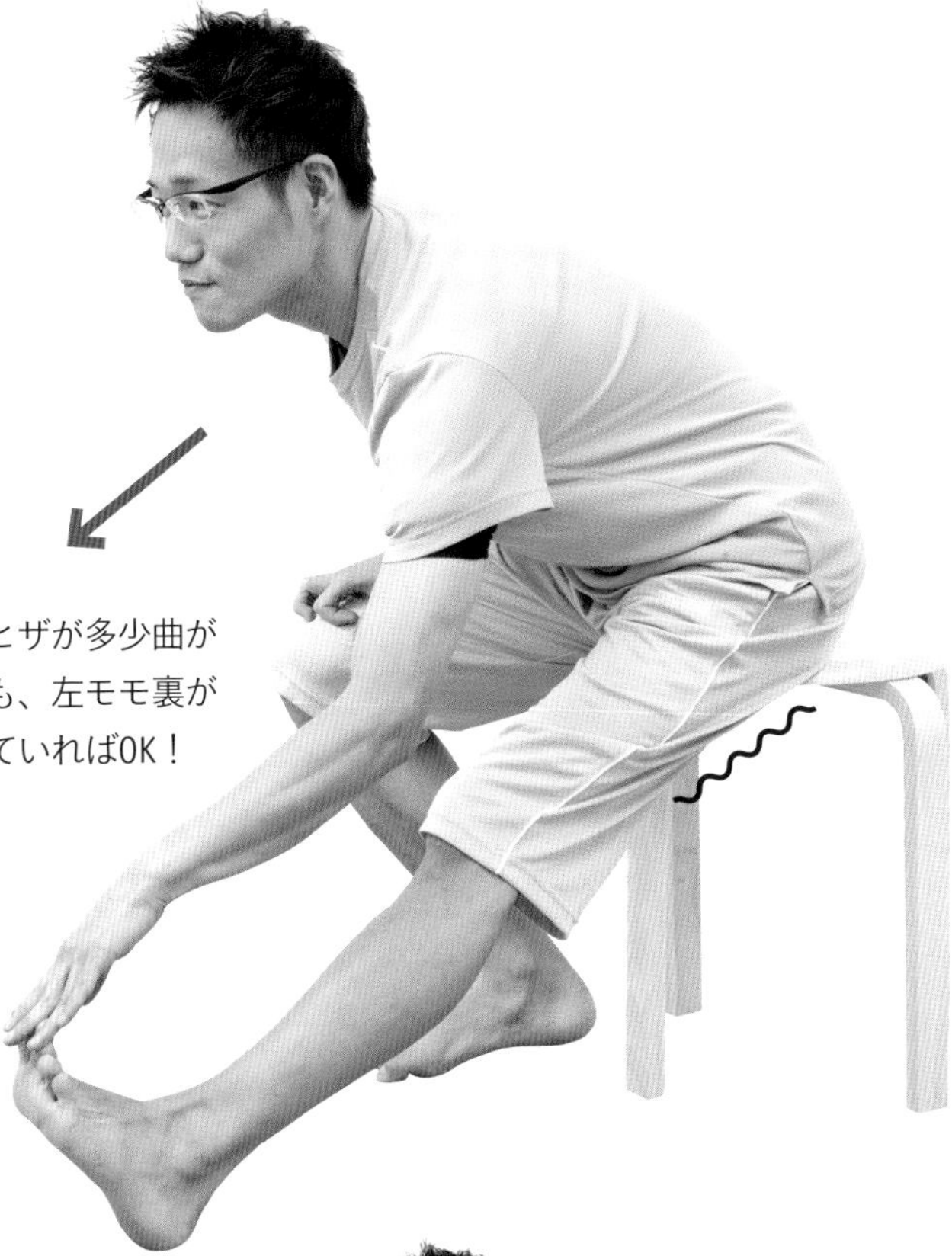

※左ヒザが多少曲がっても、左モモ裏が伸びていればOK！

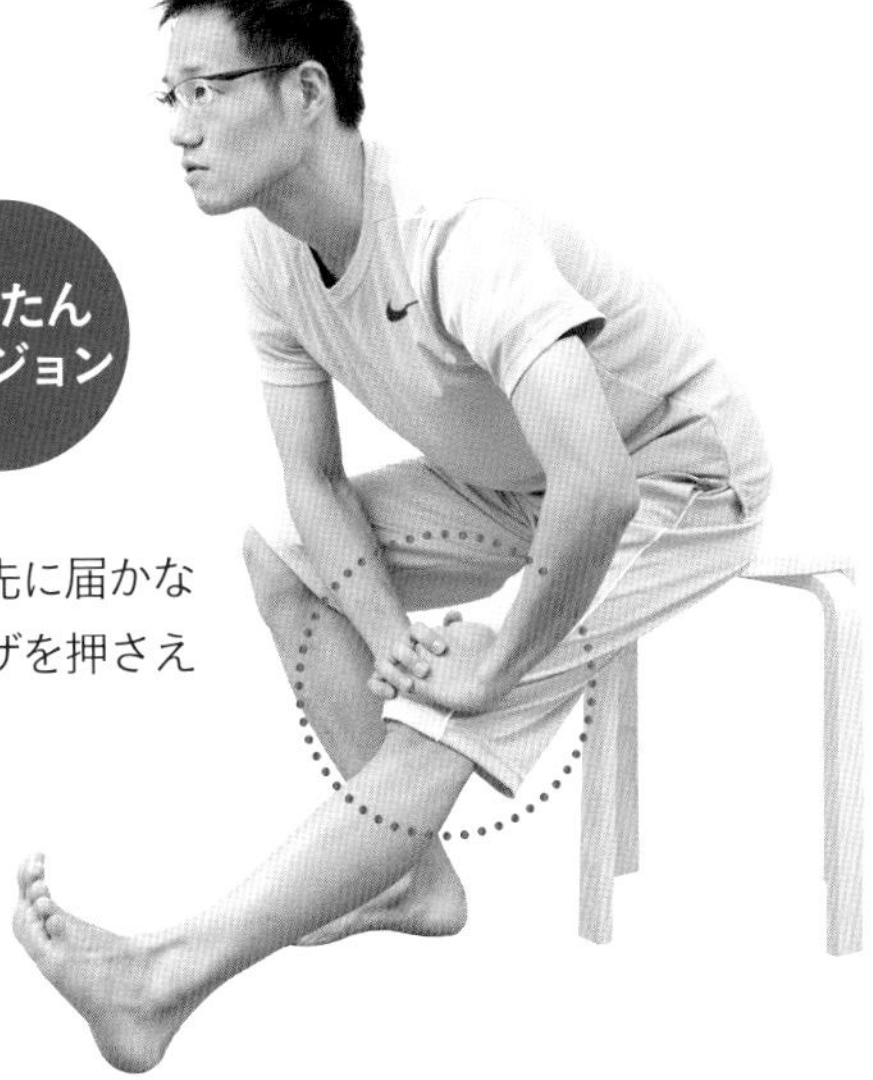

かんたんバージョン

手がつま先に届かない人はヒザを押さえてもOK！

前脛骨筋《ぜんけいこつきん》

ヒールや革靴を履き続けている人に多い

冷え性で足が冷たい！

座ったまま
寝たまま

冷え性で足が冷たい人は「前脛骨筋」をストレッチ。ここが硬いと足首の動く範囲が狭くなってふくらはぎも動きにくくなり、血のめぐりが悪くなります。なかなか伸ばしにくい筋肉ですが、うまく伸ばすと足が温まってきますよ。

足首を曲げられなかったり、しゃがめないのは前脛骨筋が硬いから。

革靴やヒールを履いている人に特に多い症状で、こうなったらガチガチの足首をどれだけ回しても意味ありません。伸ばしたことのない人がほとんどなので、お風呂上がりなどの体が温まっているときに、ゆっくり伸ばしてみましょう。

こんな悩みに！

足の冷え

しゃがめない

足首が硬い

この筋肉を伸ばす！

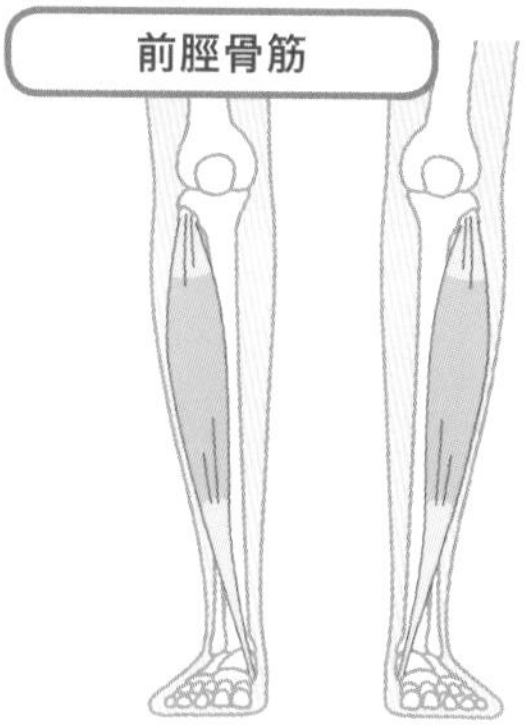

いわゆる「スネ」と呼ばれる筋肉。歩くときや走るとき、サッカーでボールを蹴るときなどに使います。

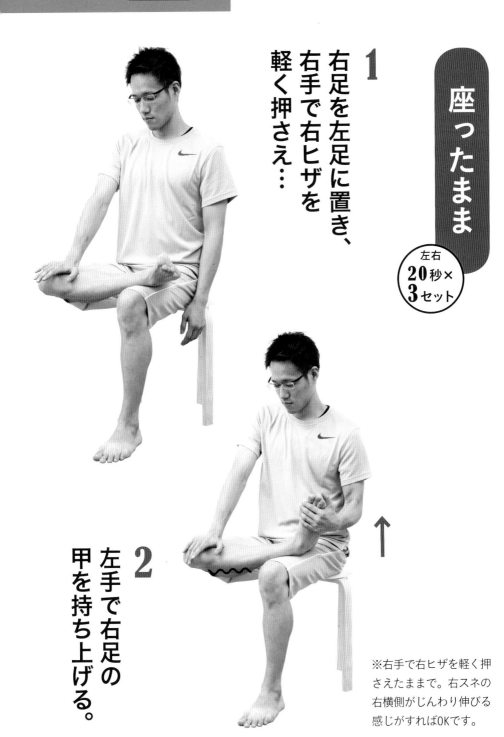

座ったまま

左右
20秒×
3セット

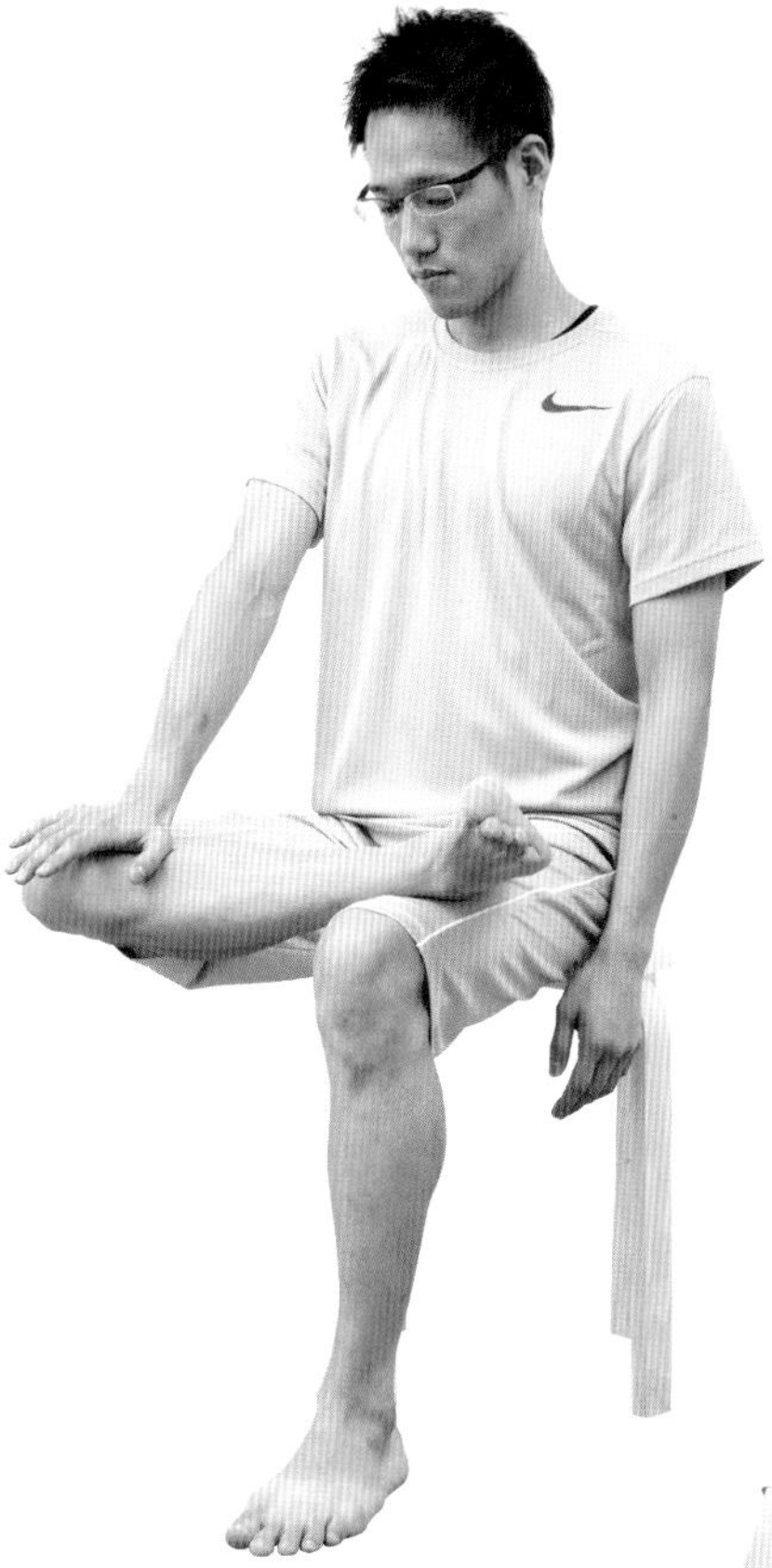

1 右足を左足に置き、右手で右ヒザを軽く押さえ…

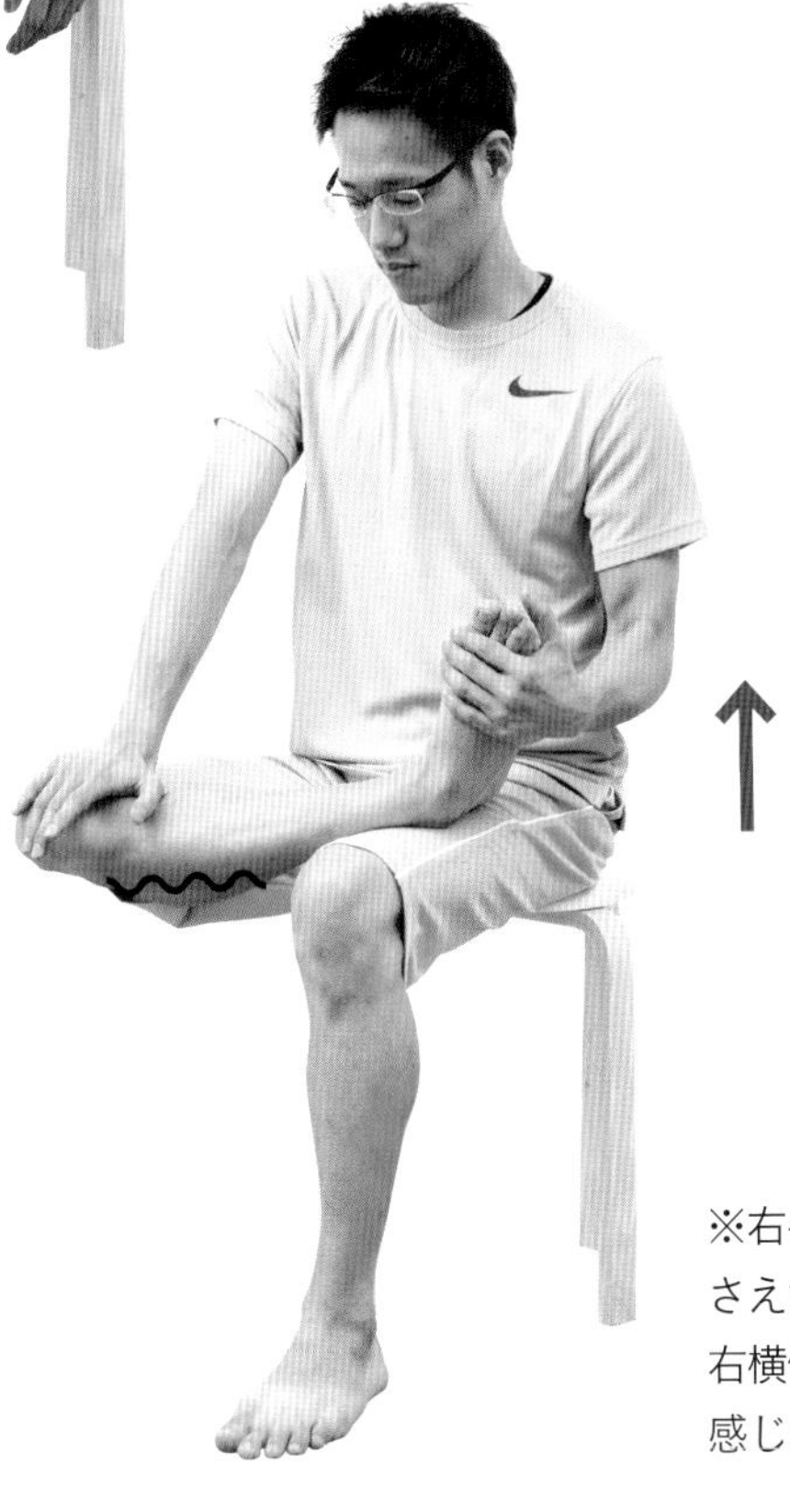

2 左手で右足の甲を持ち上げる。

※右手で右ヒザを軽く押さえたままで。右スネの右横側がじんわり伸びる感じがすれば0Kです。

前脛骨筋

冷え性で足が冷たい！

寝たまま

左右
20秒×
3セット

1 右手で左足の甲をつかみ…

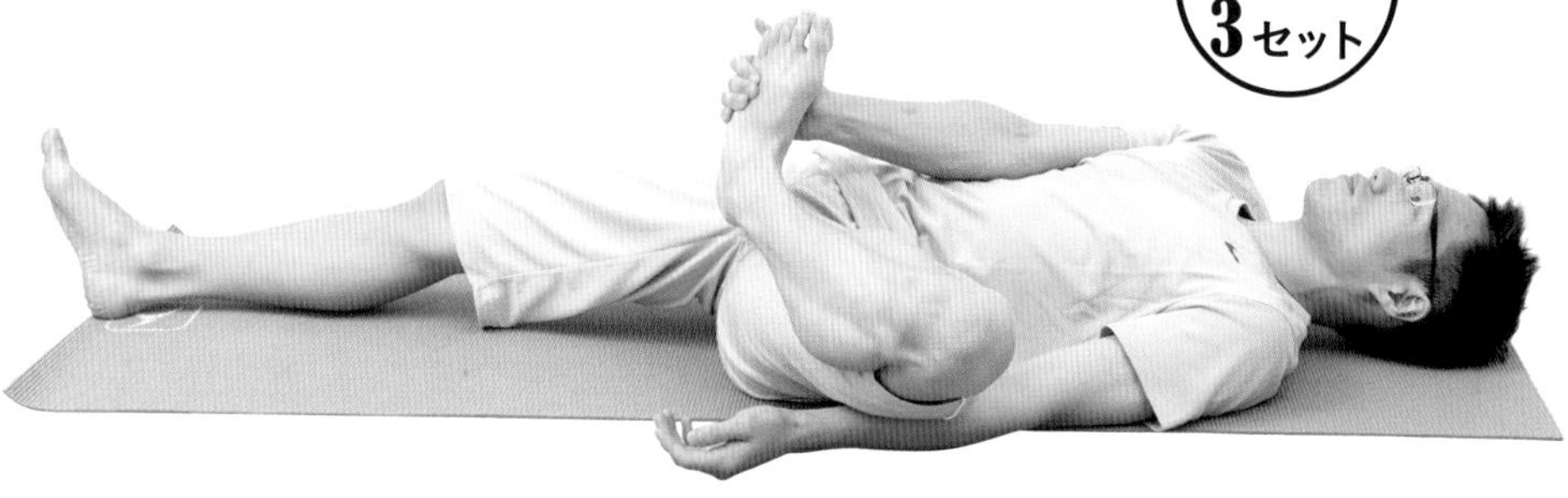

この筋肉を伸ばす！

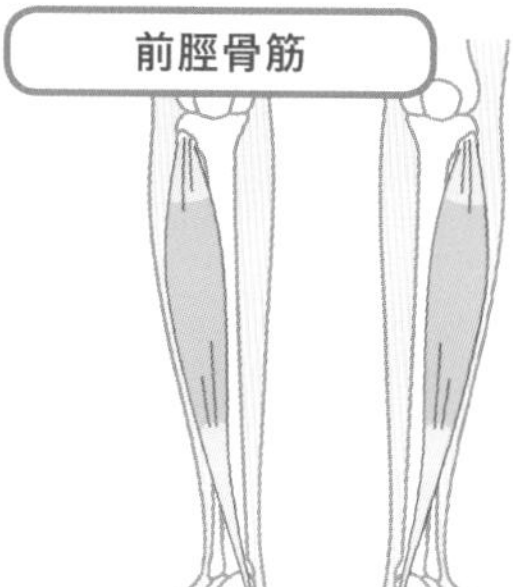

こんな悩みに！

しゃがめない

足の冷え

足首が硬い

2 左足を天井へ伸ばす。

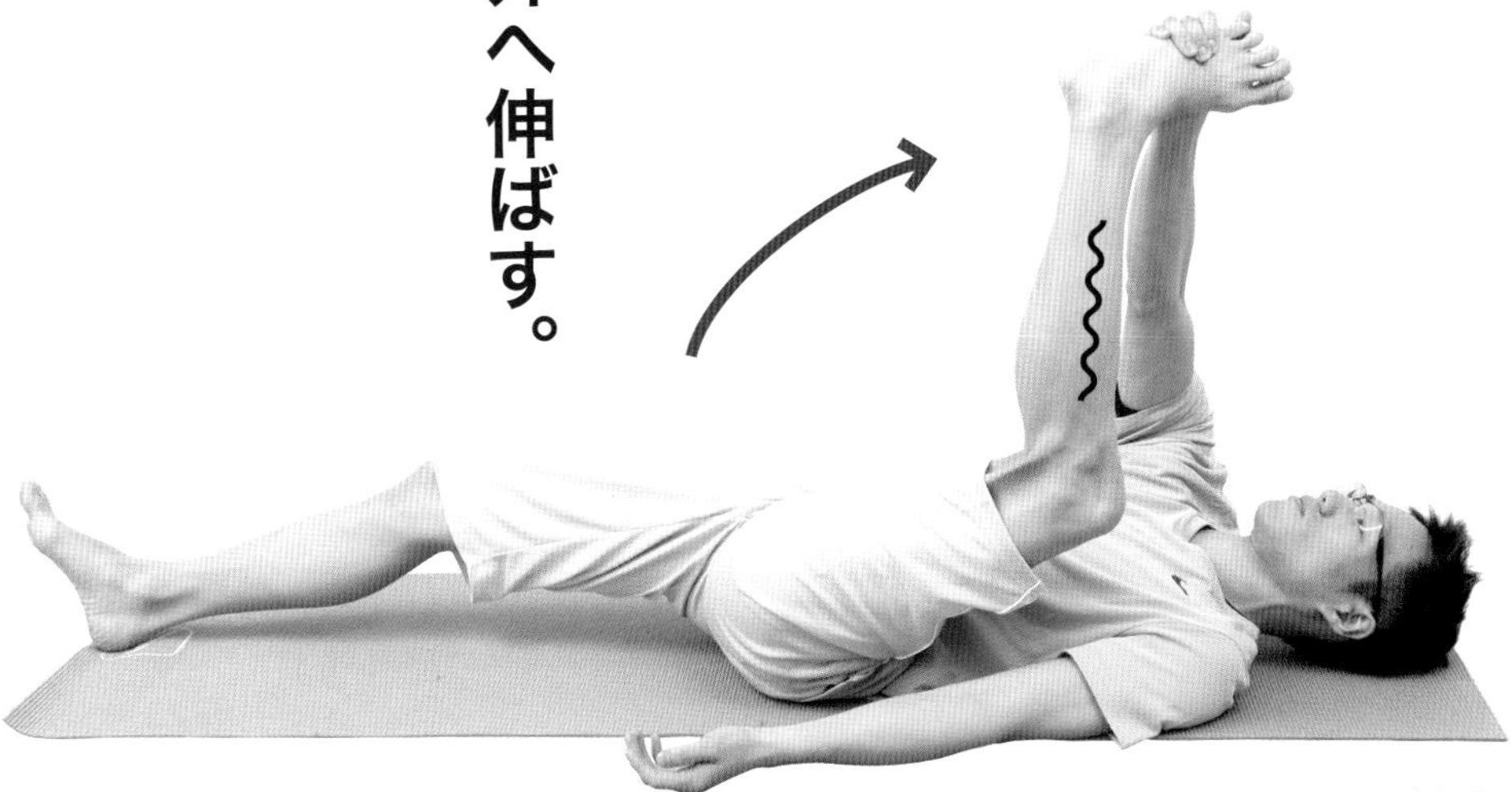

※きついストレッチなので、ゆっくりと行ってください。
左スネの外側がじんわり伸びる感じがすればOKです。

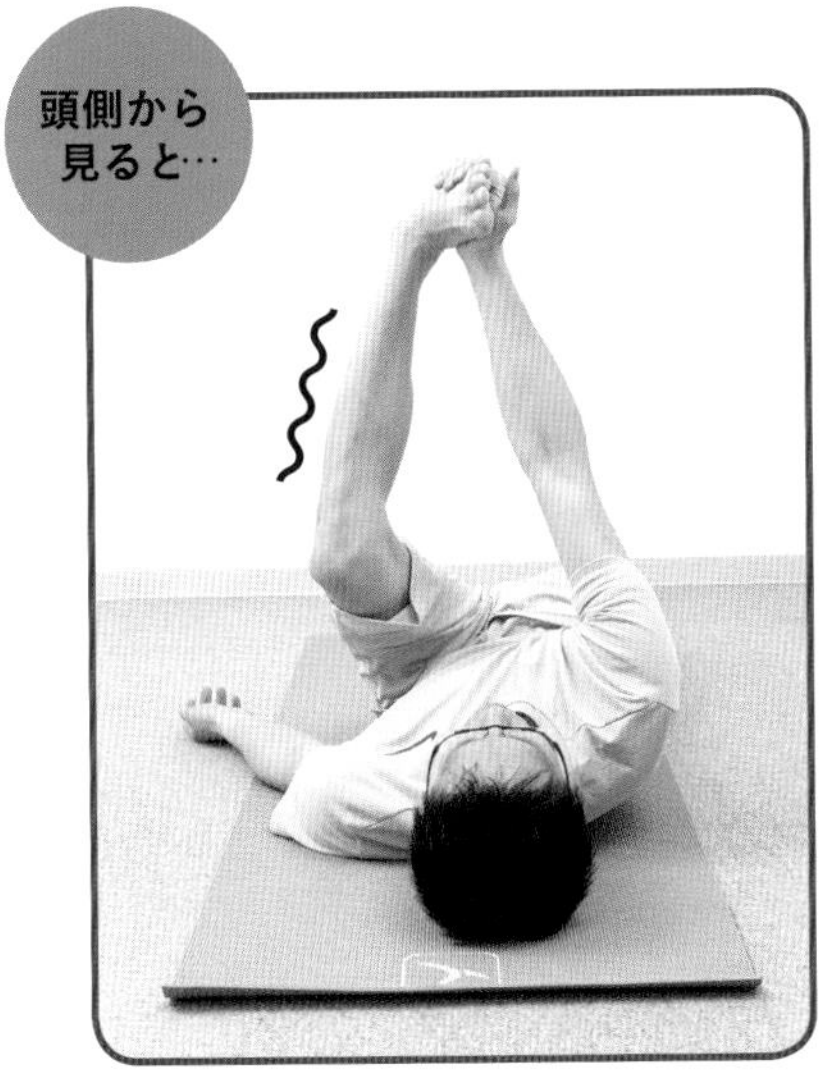

腓腹筋《ひふくきん》

血液のポンプ機能をよくして、美脚と健脚をめざせ！

足のむくみをとる

寝たまま

足がむくんでいる人は、「第二の心臓」と呼ばれるふくらはぎの筋肉を伸ばしてみて。むくみは余分な水分や老廃物がたまっている状態。血のめぐりをよくして改善しましょう

歩きすぎて疲れたら腓腹筋のストレッチを！　ここは地面を蹴る筋肉なので、歩くと負担も大きいし、ダルさも感じやすいです。

旅行でたくさん歩いた日などは、寝る前にストレッチしてみてください。

こんな悩みに！

足のむくみ

足の疲れ

足の冷え

この筋肉を伸ばす！

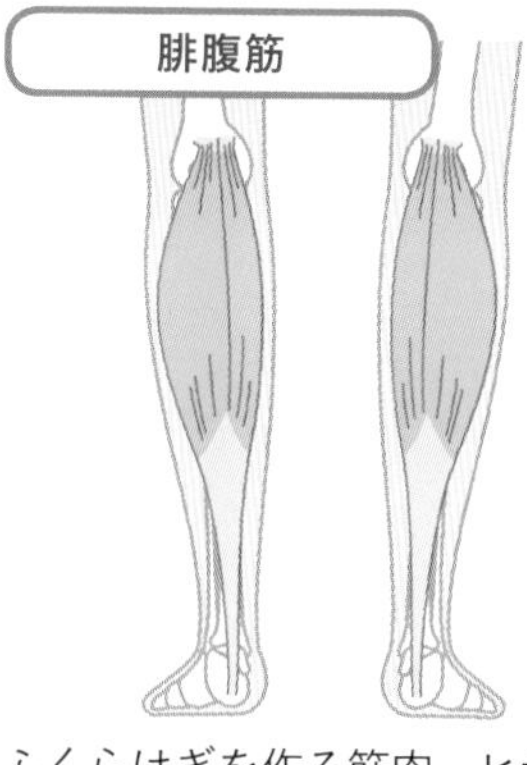

ふくらはぎを作る筋肉。ヒザの屈伸や爪先立ちの運動などで使います。

寝たまま

左右
20秒×
3セット

1 左足先にタオルを ひっかけて…

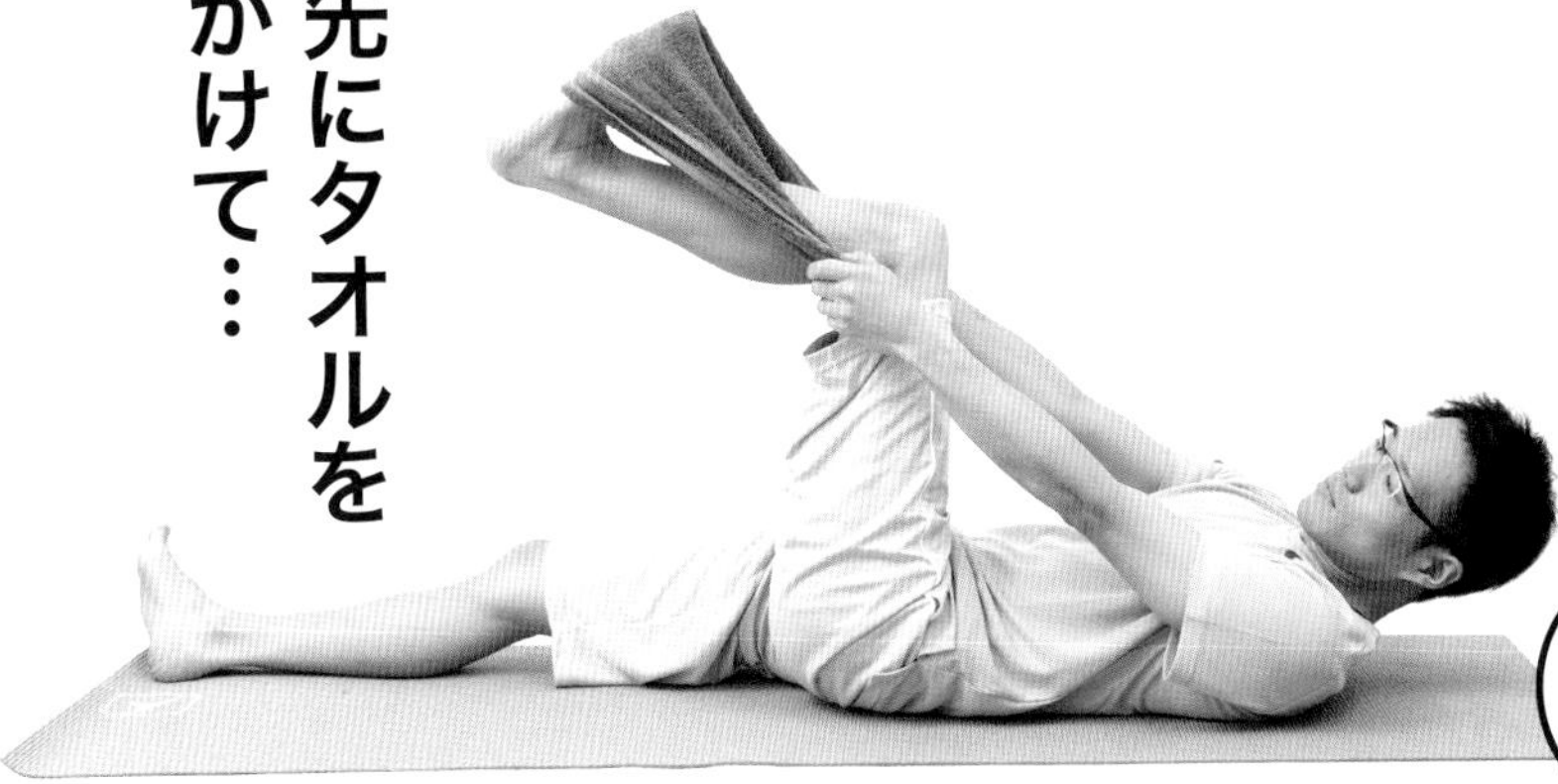

※タオルを足の指の付け根あたりにひっかけるのがコツ。

2 左かかとを 押し出す。

※左ふくらはぎが伸びていれば、ヒザは多少曲がっても大丈夫。
足首を意図的に曲げると、力んでしまい、伸びにくくなります。

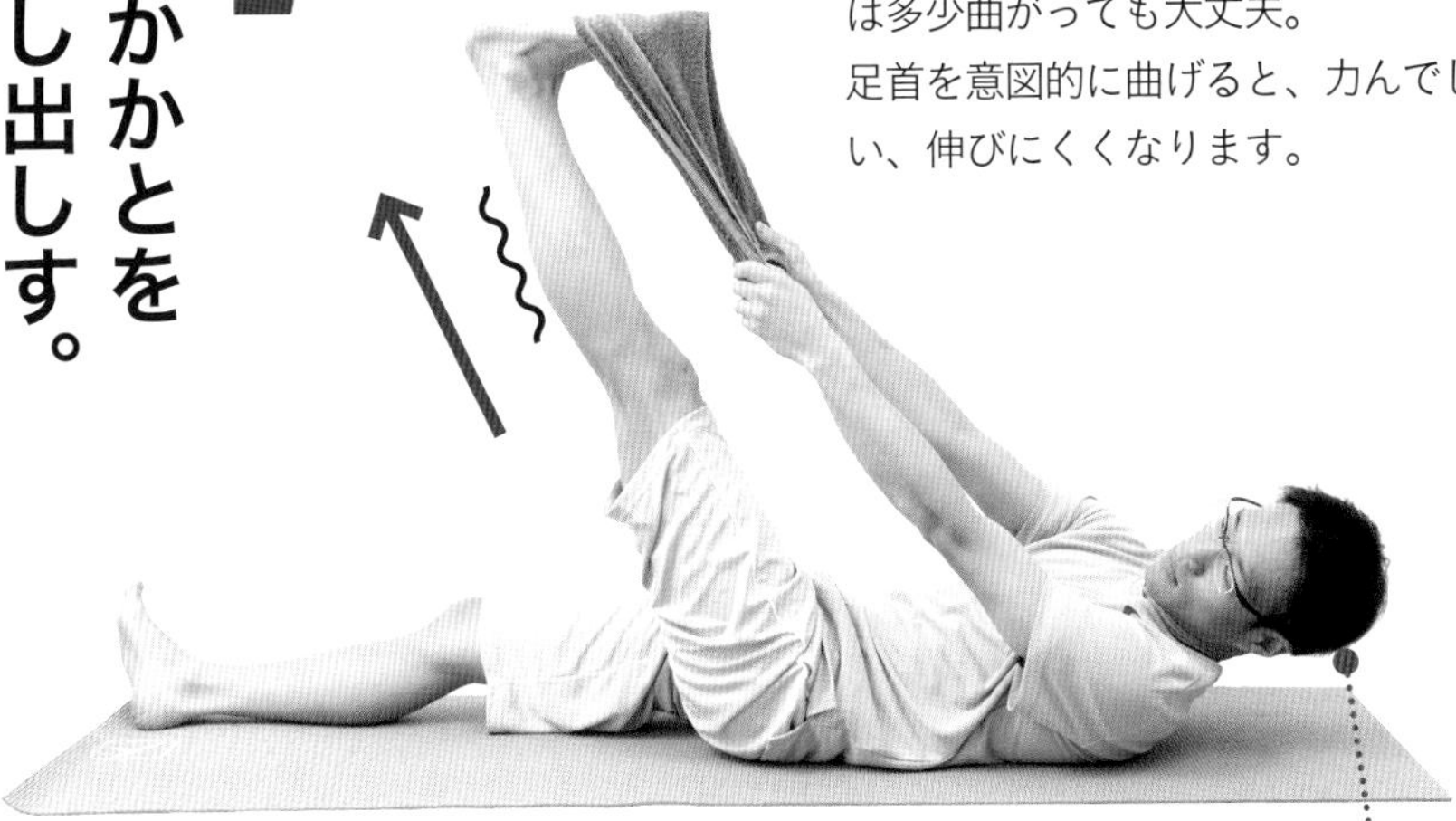

※頭は床につけてもOKですが、人によってはモモの裏が伸びてしまうので注意。

大腿《だいたい》
四頭筋《しとうきん》

小さい段差でつまずきそうになる人！ 老化とはかぎらない！

年のせい？ つまずきやすい

寝たまま

何もないところでつまずいたり、小さい段差で足がひっかかったり…。これは筋肉量が減ったせいとか年だからと思われがちですが、実は筋肉が硬くなっているのが原因かもしれません。

大腿四頭筋のひとつ、大腿直筋《だいたいちょっきん》は、ヒザを上げる筋肉。一時的にヒザを上げられるようになる「ヒザ上げ運動」よりも、継続して筋肉の柔軟性を上げていく、このストレッチが効果的。

また、ここが硬いと反り腰になり、腰痛にもつながります。首の前後の動きとも関係しています。

この筋肉を伸ばす！

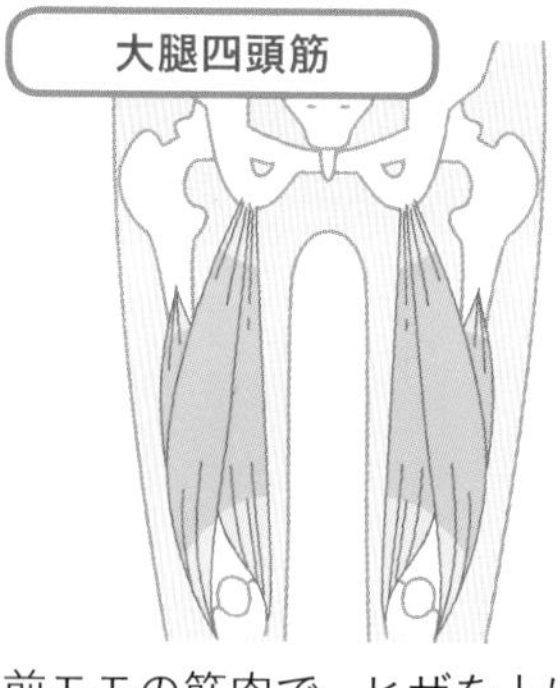

前モモの筋肉で、ヒザを上げる、走る、ジャンプなどに使います。運動不足や、逆に立ちっぱなしが多いとどんどん硬くなります。

こんな悩みに！

- 歩くのが遅い
- つまずきやすい
- 正座が苦手
- 腰痛
- 首コリ
- ヒザ痛

寝たまま

左右
20秒×
3セット

左足を曲げて、前モモを伸ばす。

※両足同時に行うと前モモが緊張したり、腰に負担がかかるので、片足ずつ行うこと。無理するとヒザや腰が痛くなるので、きついと思ったら切り上げたり、「かんたんバージョン」を試しましょう。

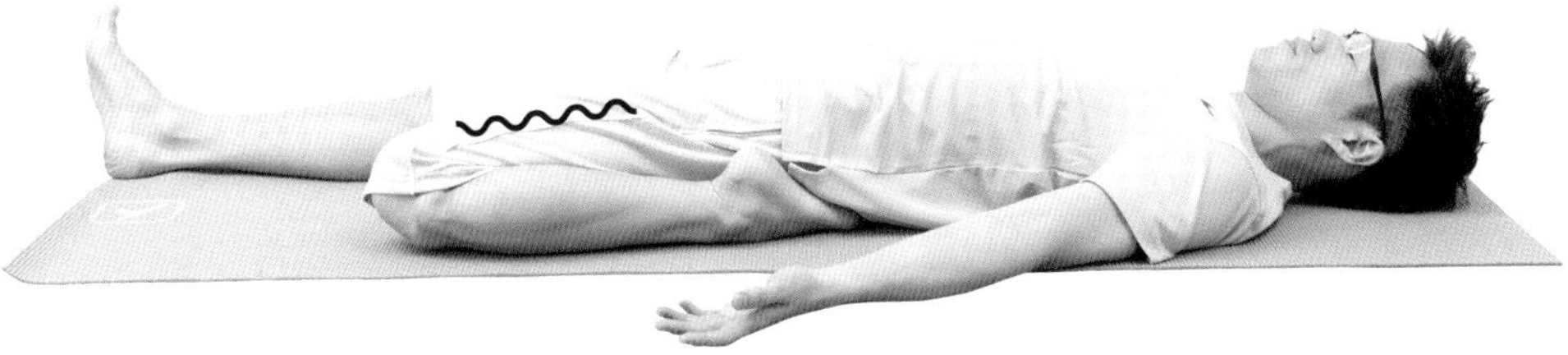

かんたんバージョン

上記だと痛い人は上半身を床までではなく途中まで倒すのでもOK！

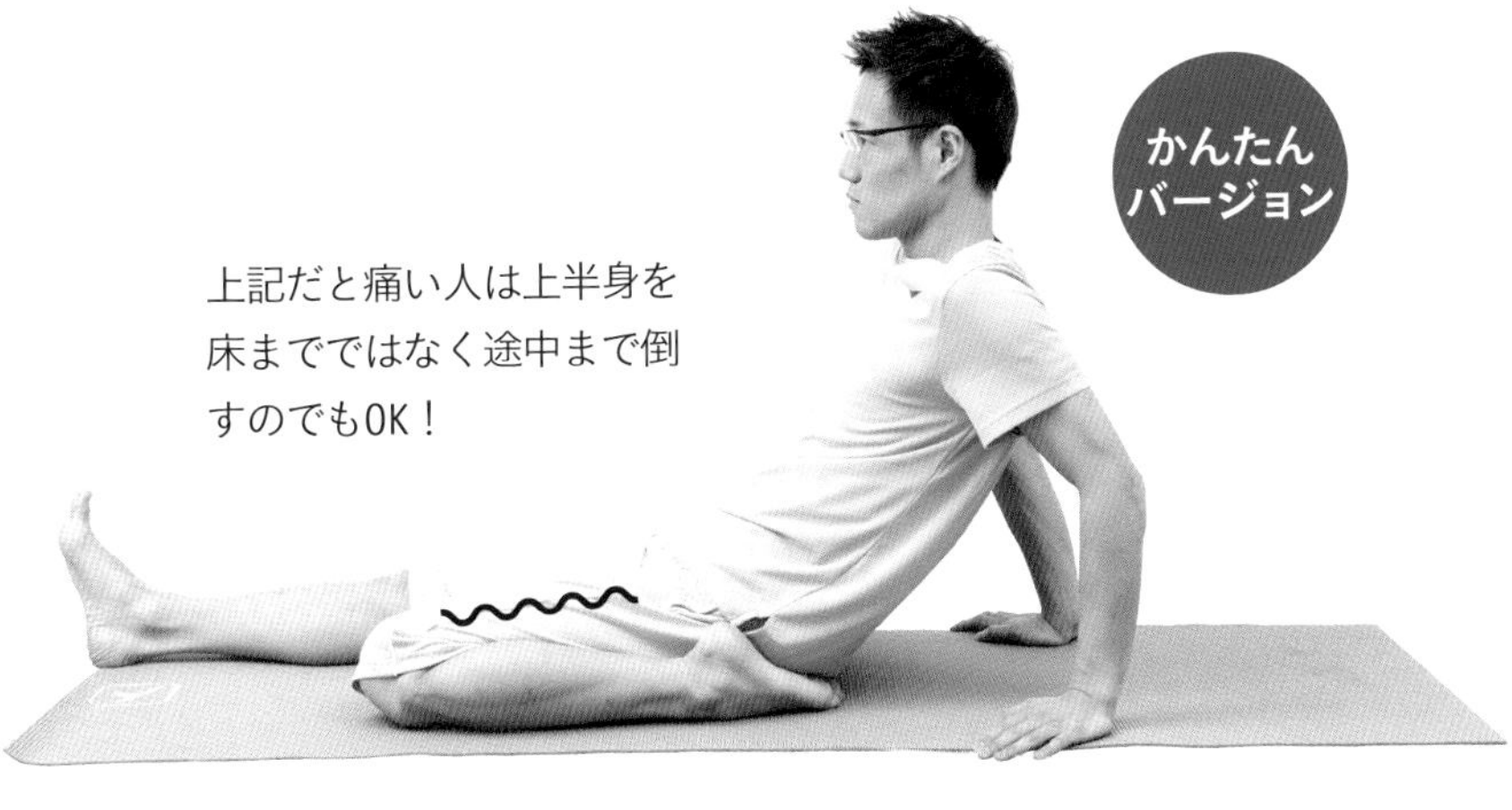

お役立ちグッズ❷

ストレッチよりラクにできる
とにかくずぼらマッサージ

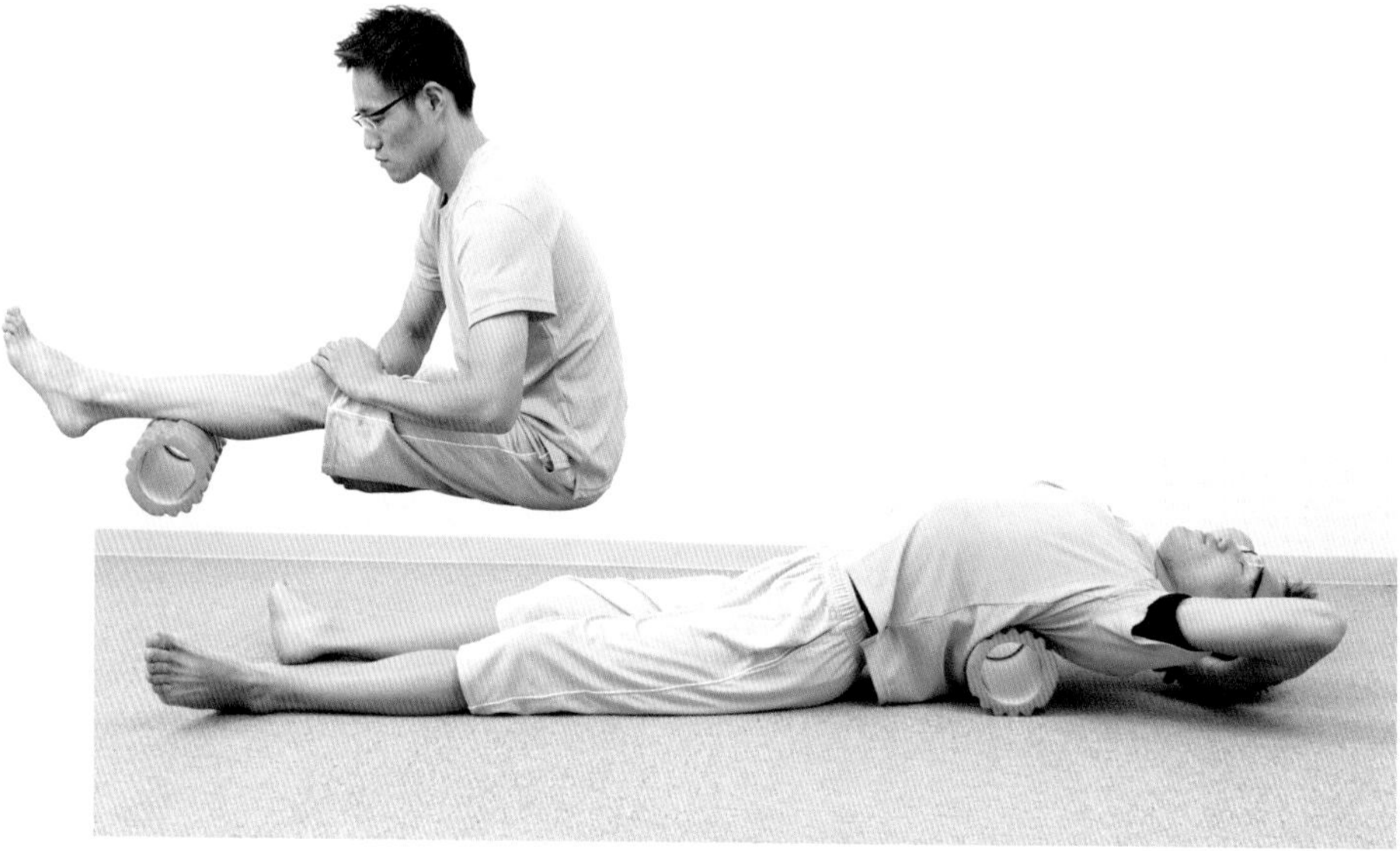

「フォームローラー」で筋肉をコロコロすると、かんたんにマッサージできます。

筆者も愛用しています。

ストレッチ前にマッサージすることでストレッチの効果を高めてくれるので、そのためにも使用しています。あとは、ストレッチが面倒なときに、お茶しながらテレビを見ながらダラダラ使うのもいいです。ストレッチよりラクです！　いろいろなメーカーのものがありますので、ご自分に合うものを選んでください。

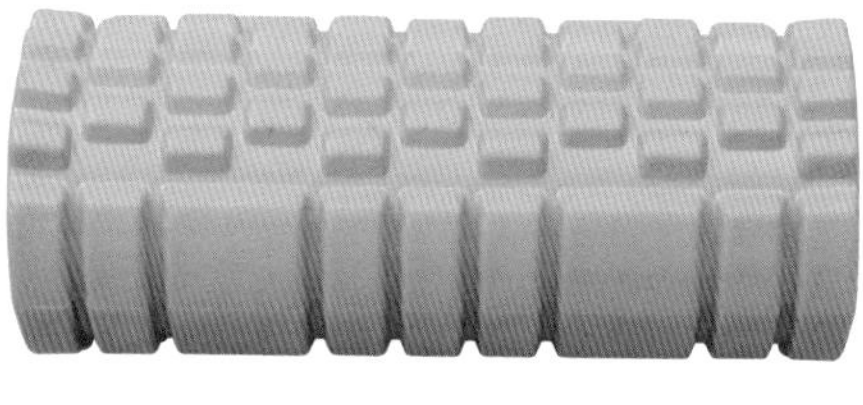

6章

目的別インデックス

ひとつの筋肉を伸ばすことで改善する悩みは、
複数にわたります。そこで、悩み別にまとめました。
また、寝たまま、座ったままそれぞれのストレッチも
まとめて掲載しますので、お役立てください！

時間に余裕があるときは2～3個やっちゃおう！

悩み別ストレッチまとめ

休日など余裕のあるときは、悩み別にストレッチを2～3個組み合わせてみよう！　1個だけ行うよりも効果が高まります。主なストレッチをまとめたので、やりやすいものを選んで。

肩コリ

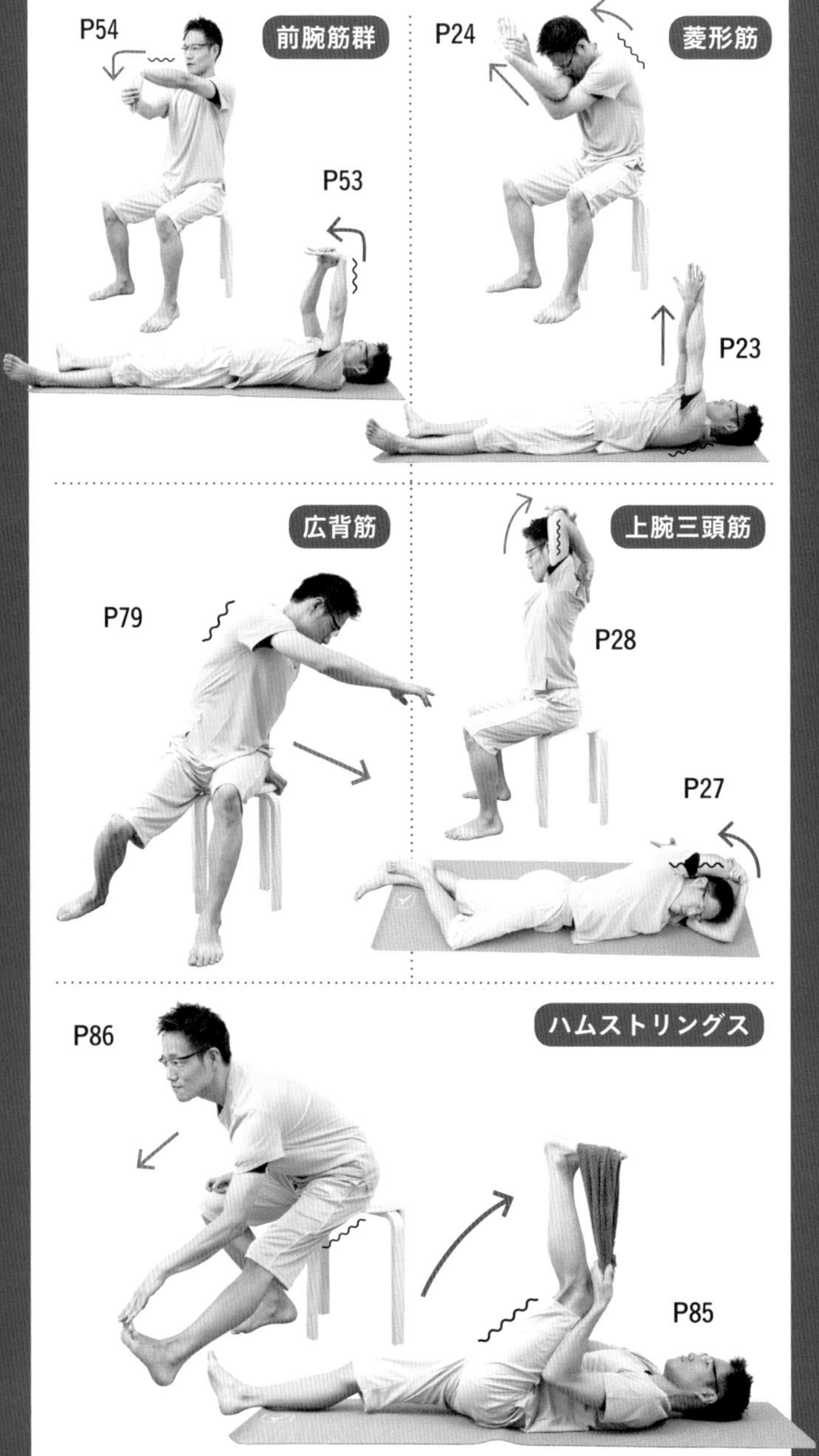

前腕筋群
P54
P53
菱形筋
P24
P23
広背筋
P79
上腕三頭筋
P28
P27
ハムストリングス
P86
P85

首コリ

上腕二頭筋

P50

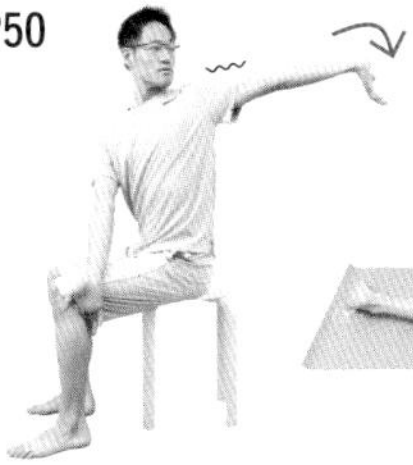

P49

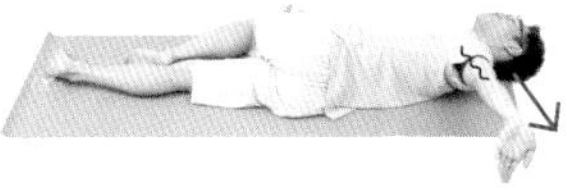

菱形筋

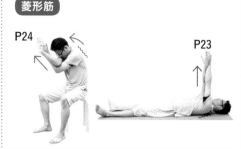

P24

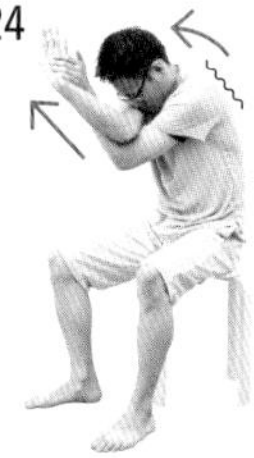

P23

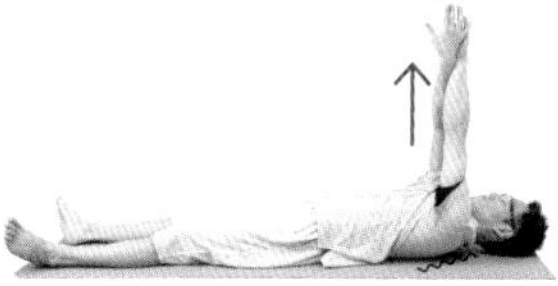

前腕筋群

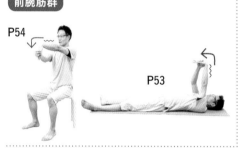

P54

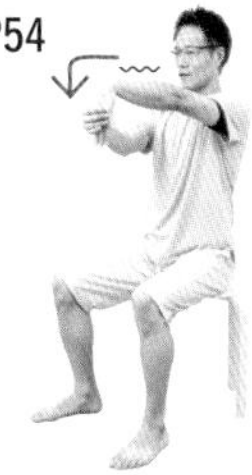

P53

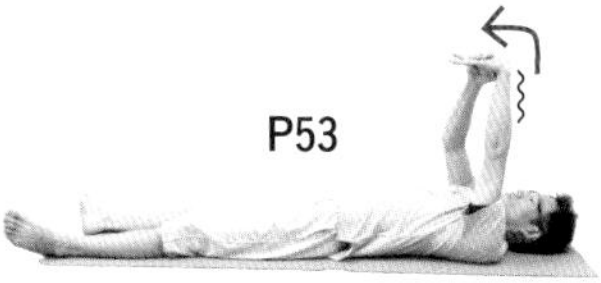

胸鎖乳突筋

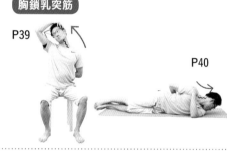

P39

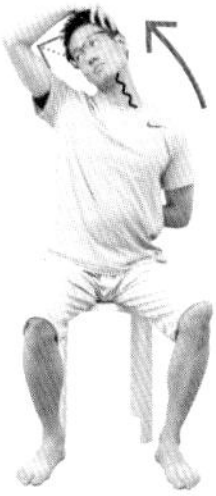

P40

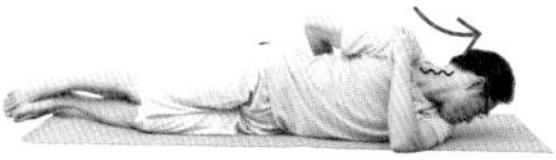

腹斜筋群

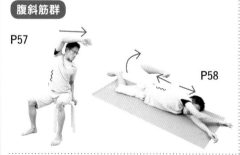

P57

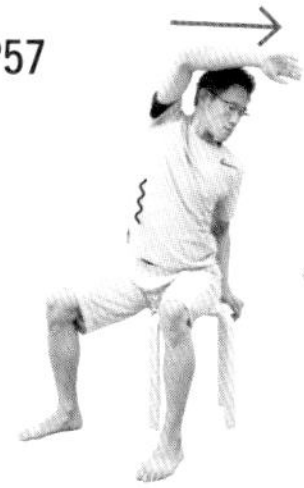

P58

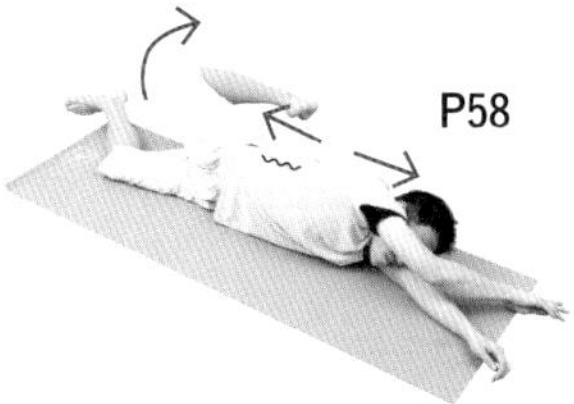

僧帽筋

P44

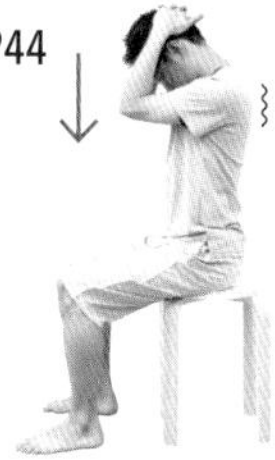

P43

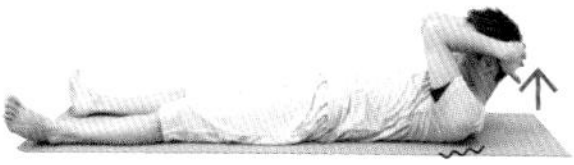

ハムストリングス

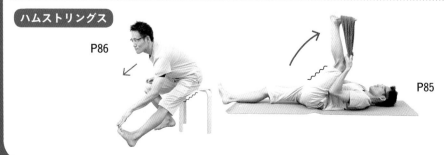

P86

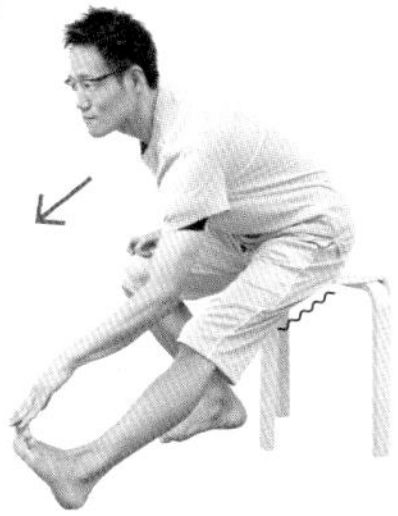

P85

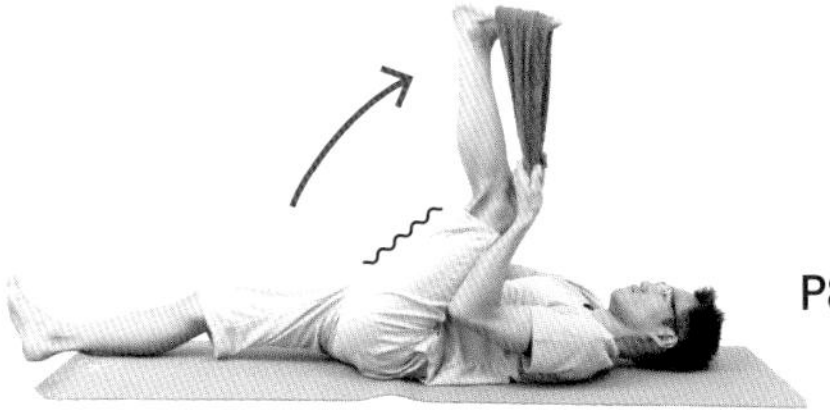

頭痛

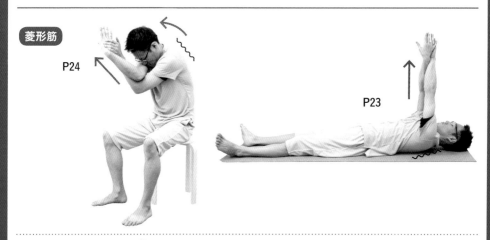

菱形筋

P24

P23

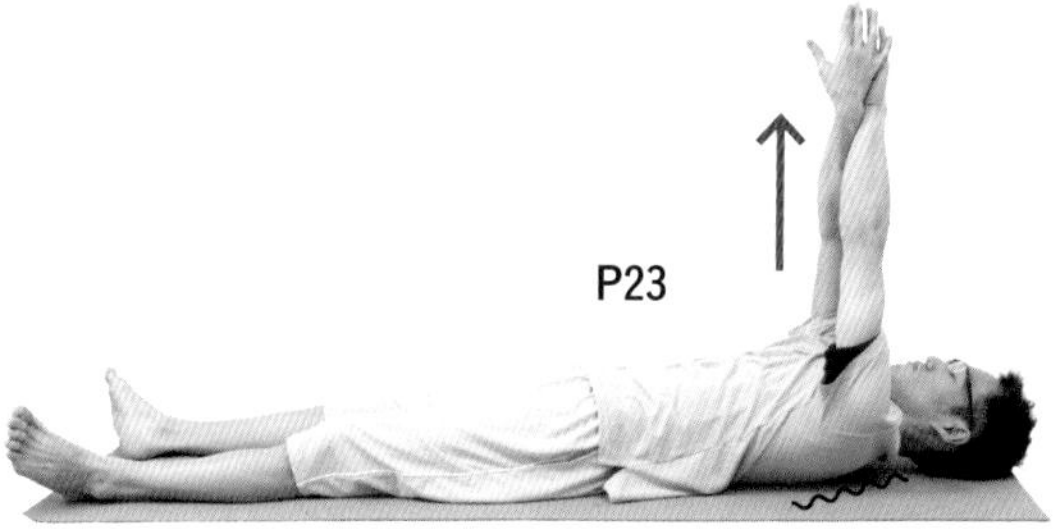

上腕二頭筋

P50

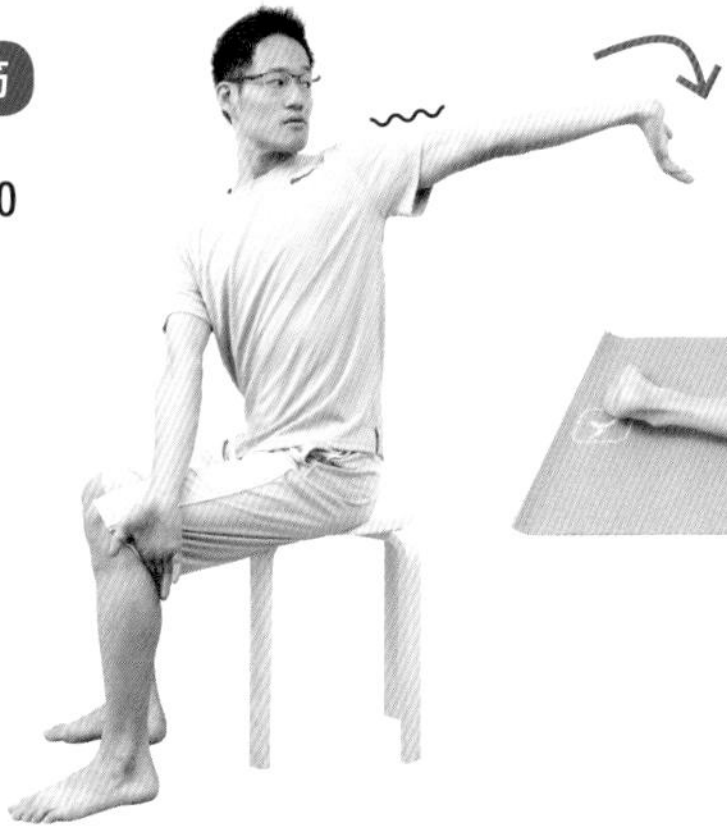

P49

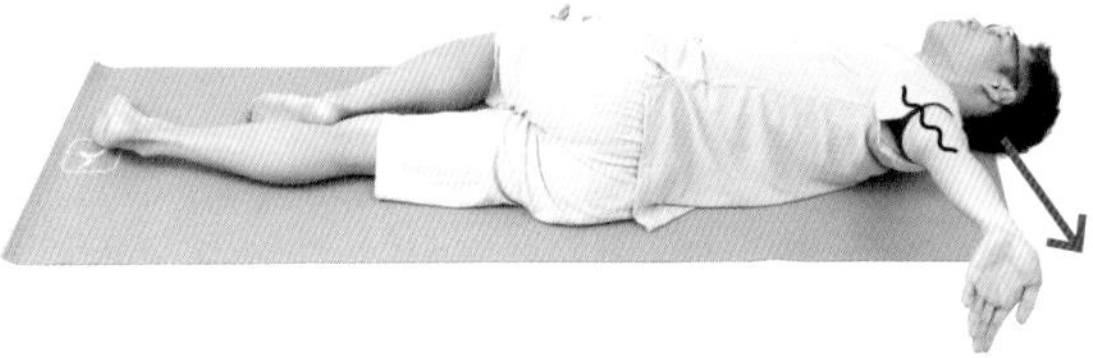

脊柱起立筋

P62

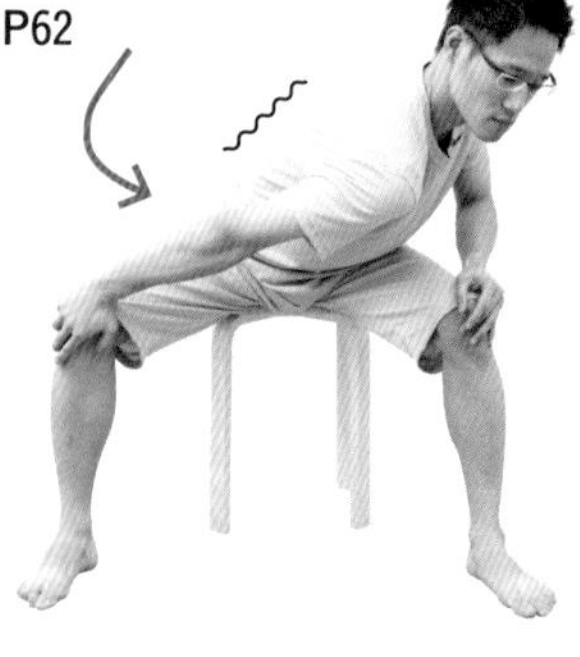

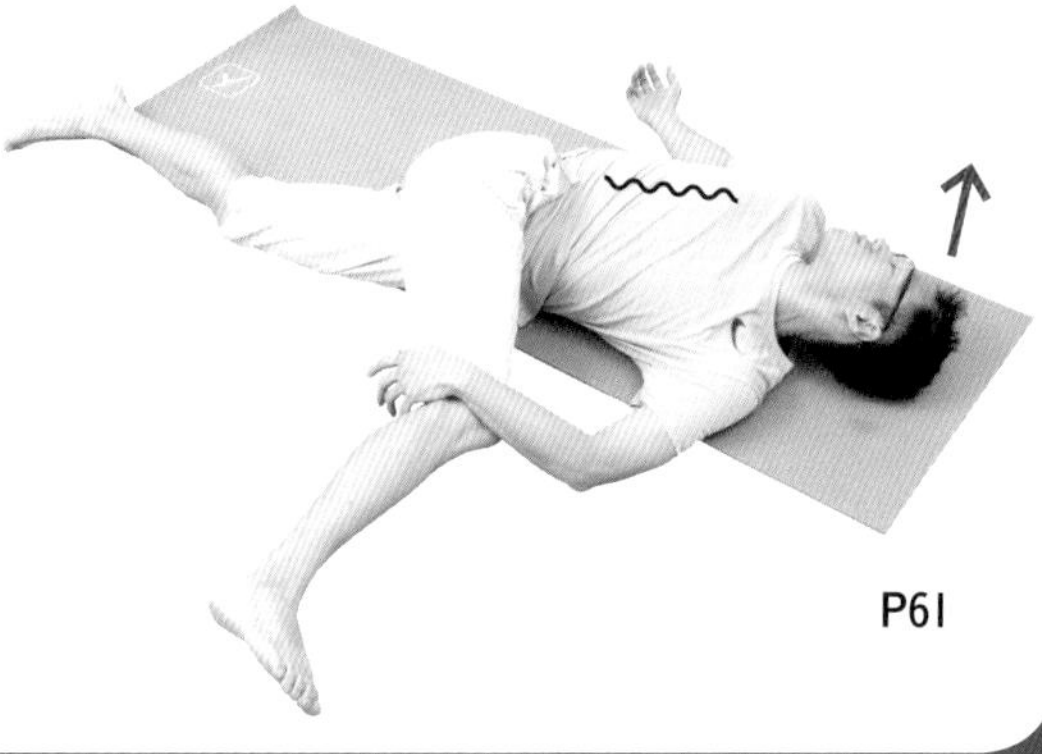

P61

腰痛

広背筋

P79

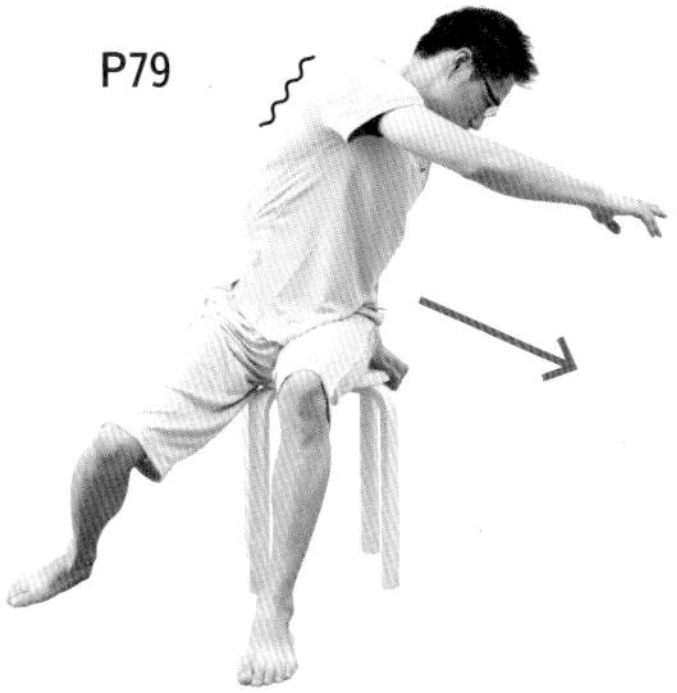

大臀筋

P69

P70

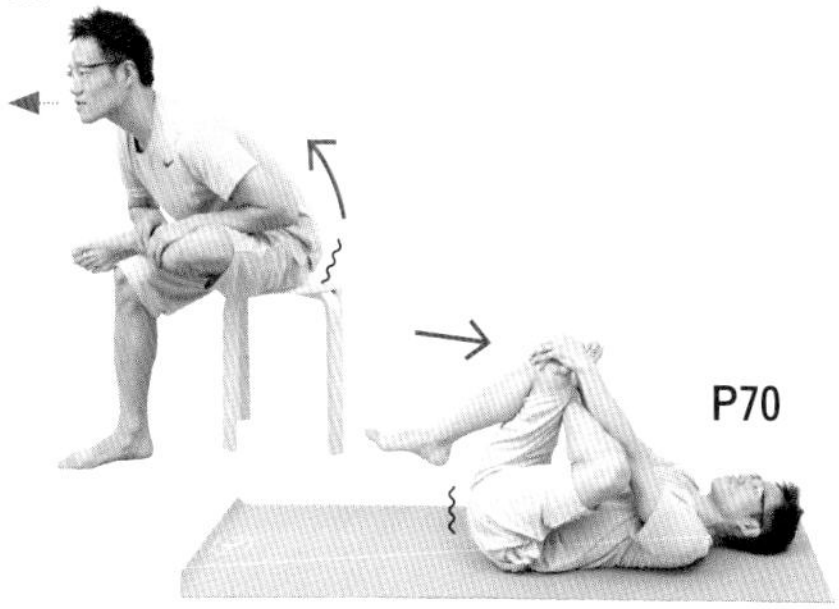

ハムストリングス

P86

P85

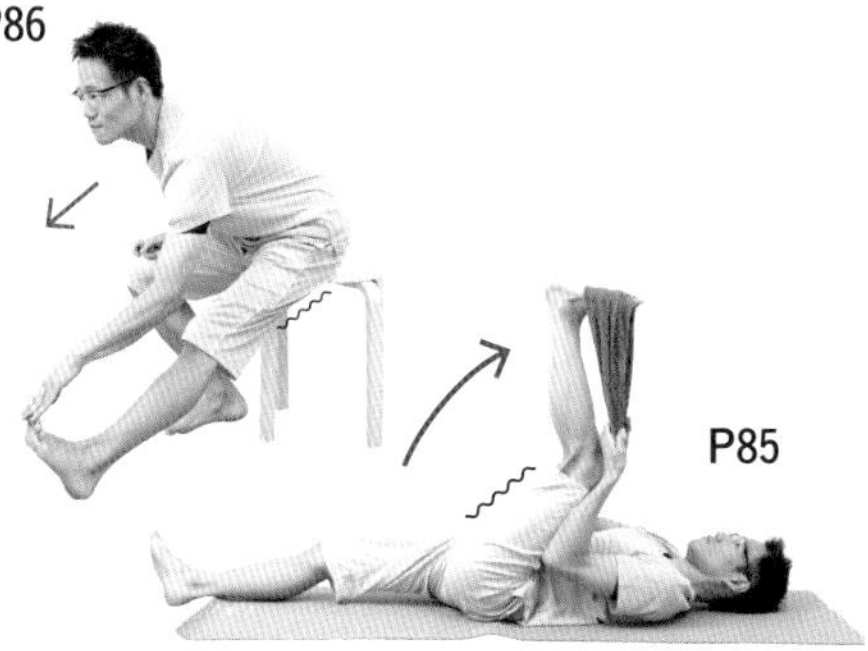

中臀筋

P73

P74

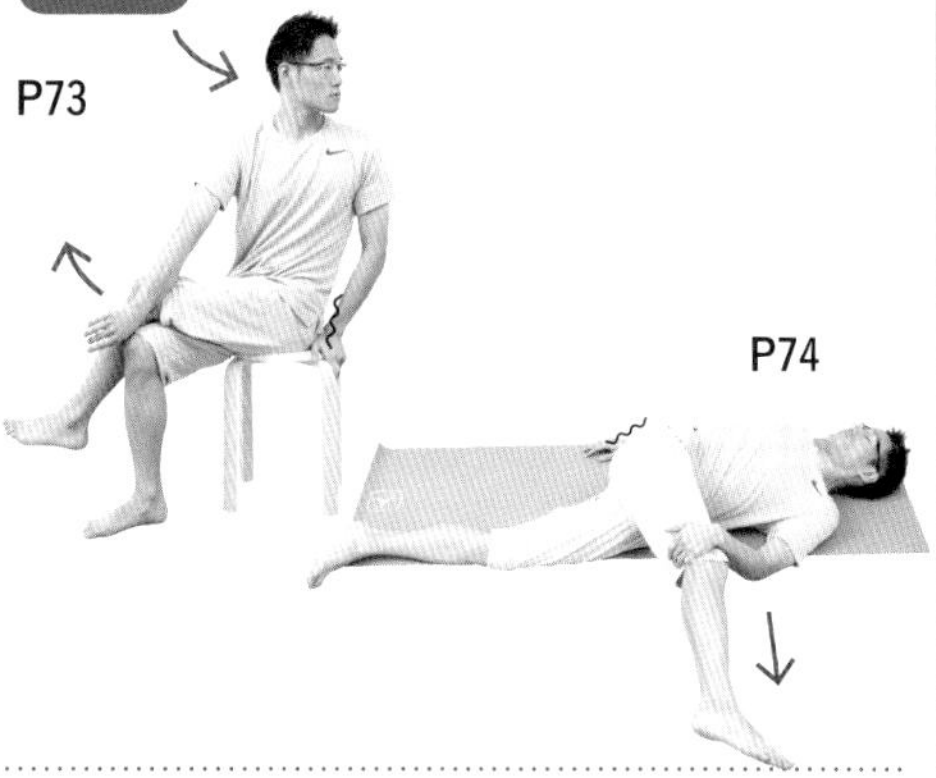

大腿四頭筋

P95

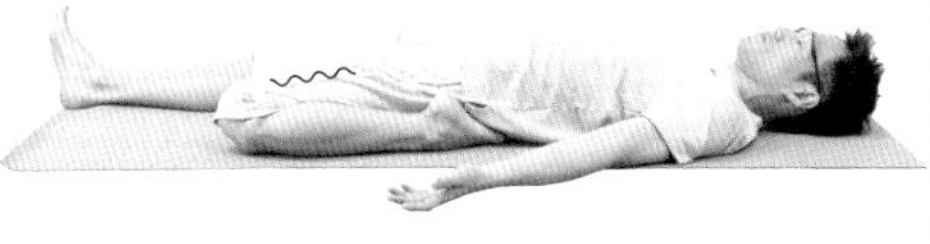

腰方形筋

P77

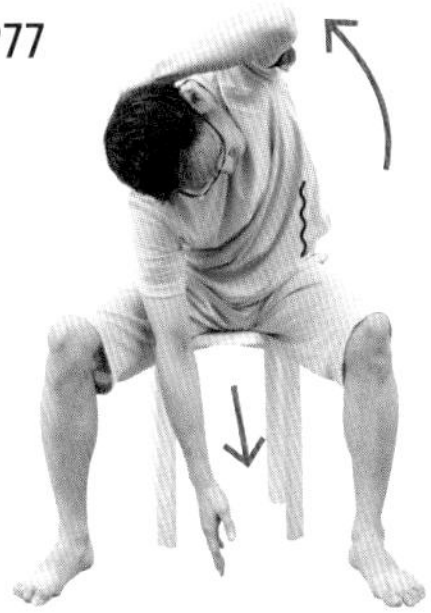

猫背・巻き肩

腹斜筋群

P57 P58

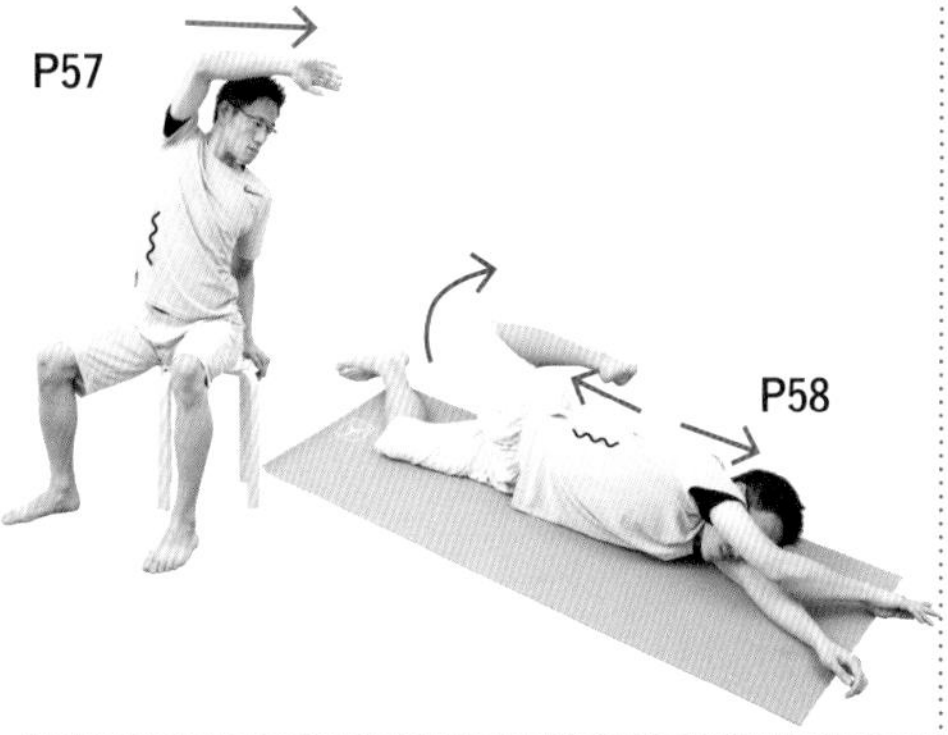

上腕二頭筋

P50 P49

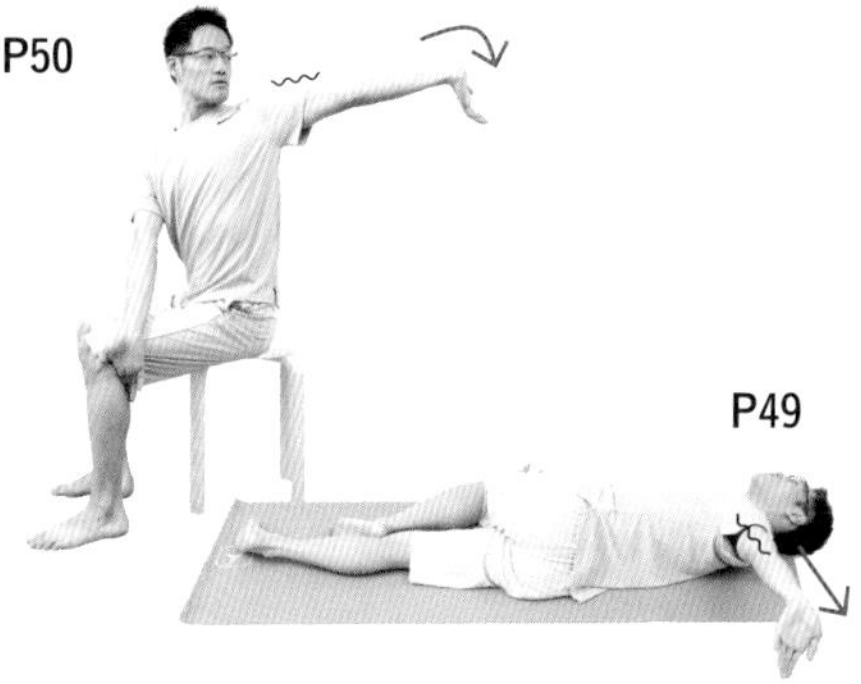

大腿筋膜張筋

P83

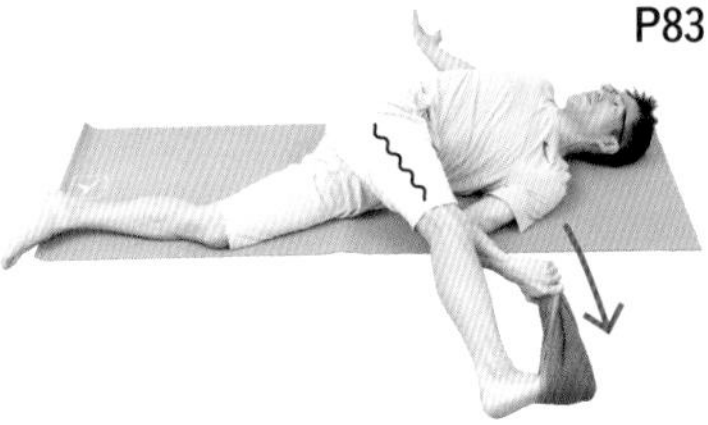

大胸筋

P32 P31

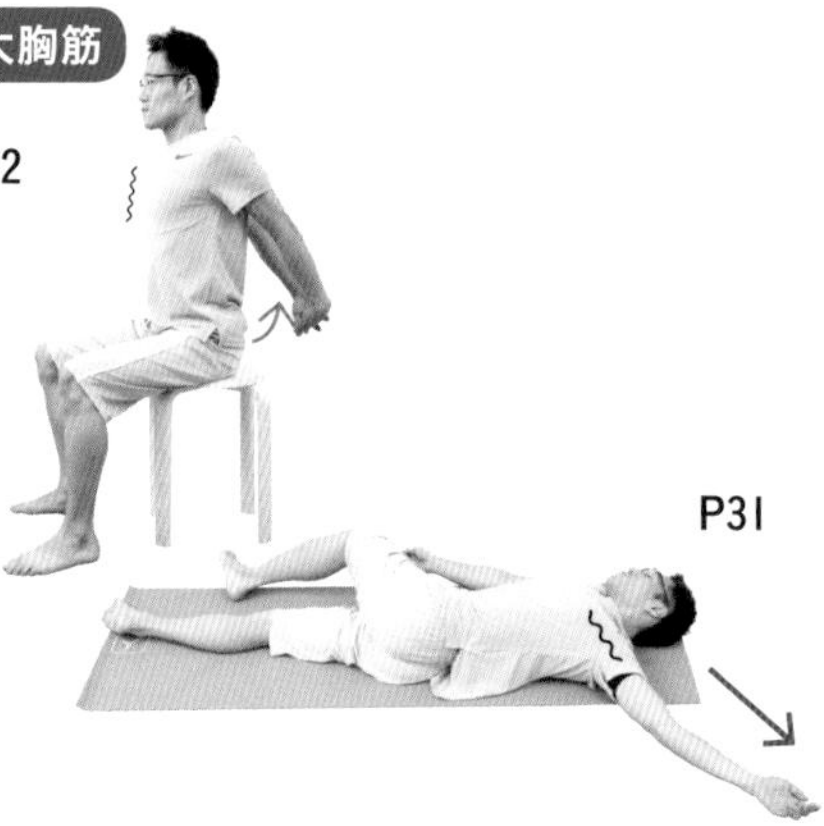

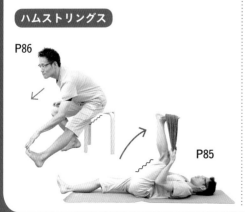

ハムストリングス

P86 P85

前腕筋群

P54 P53

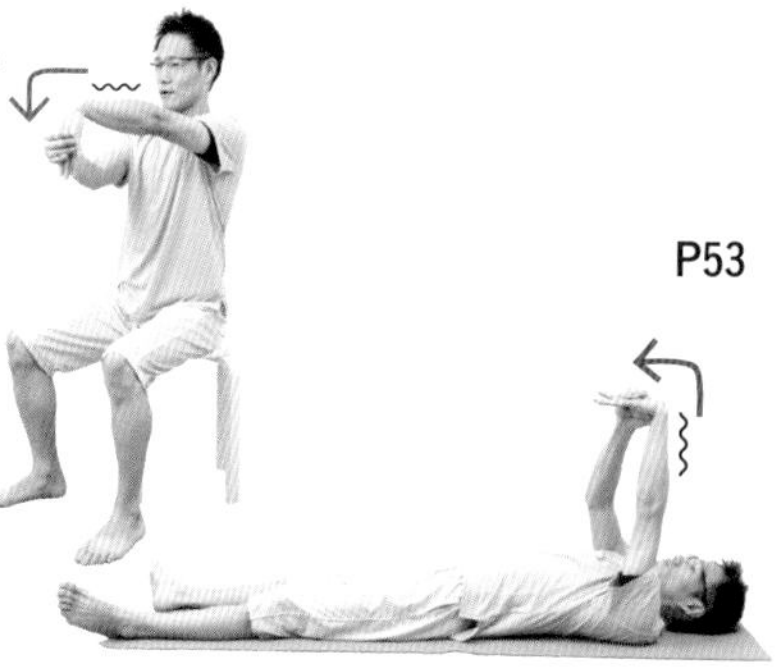

足のむくみ・疲れ・冷え

ハムストリングス

P86

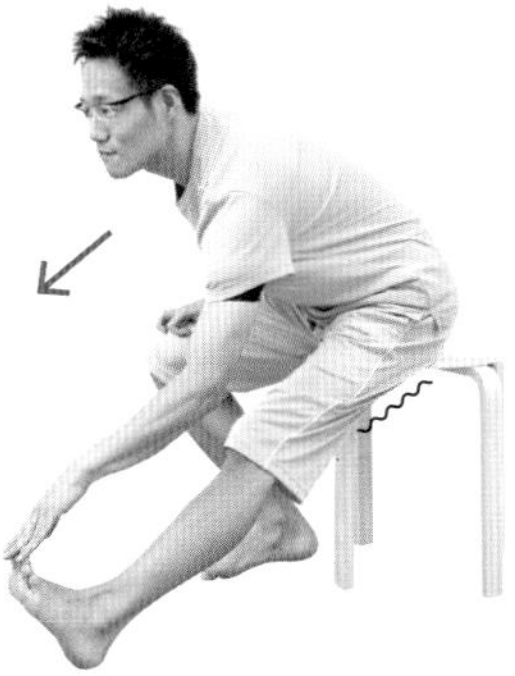

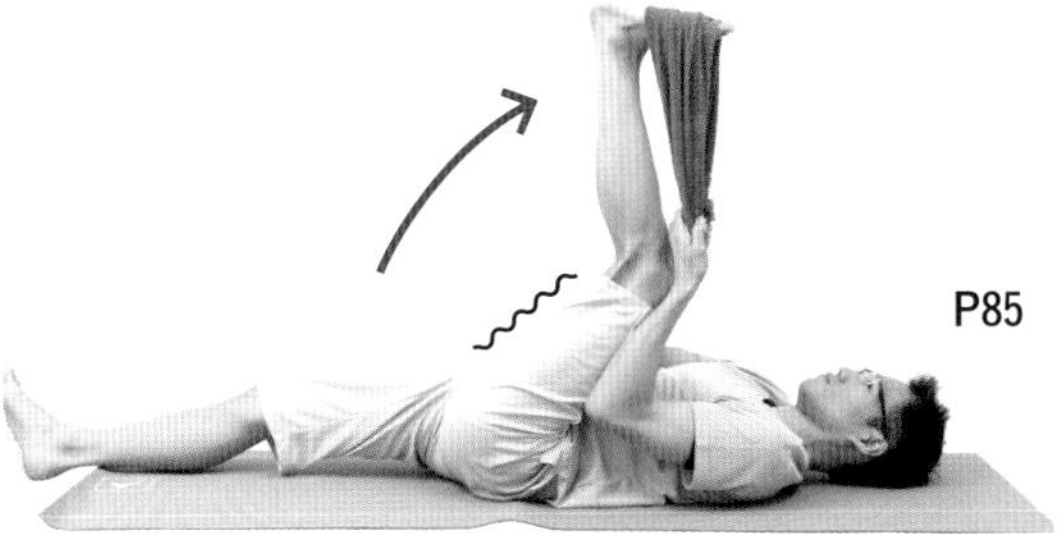

P85

前脛骨筋

P89

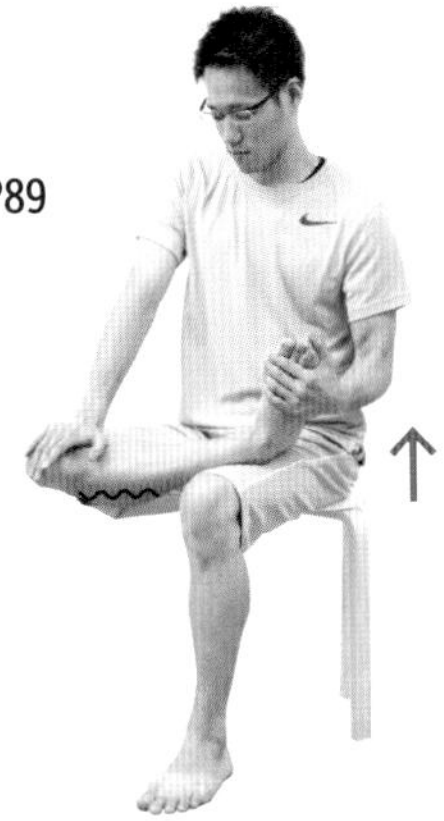

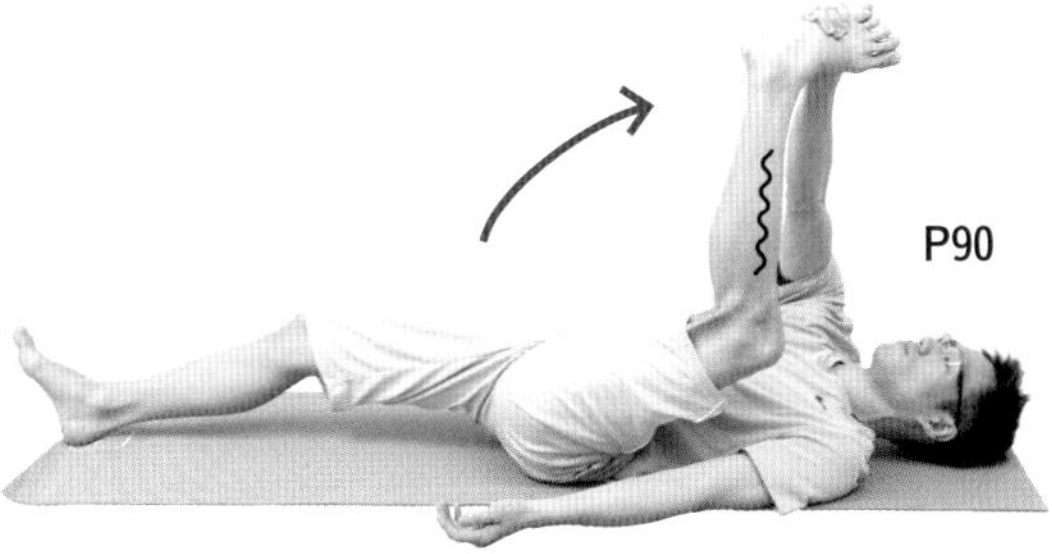

P90

腓腹筋

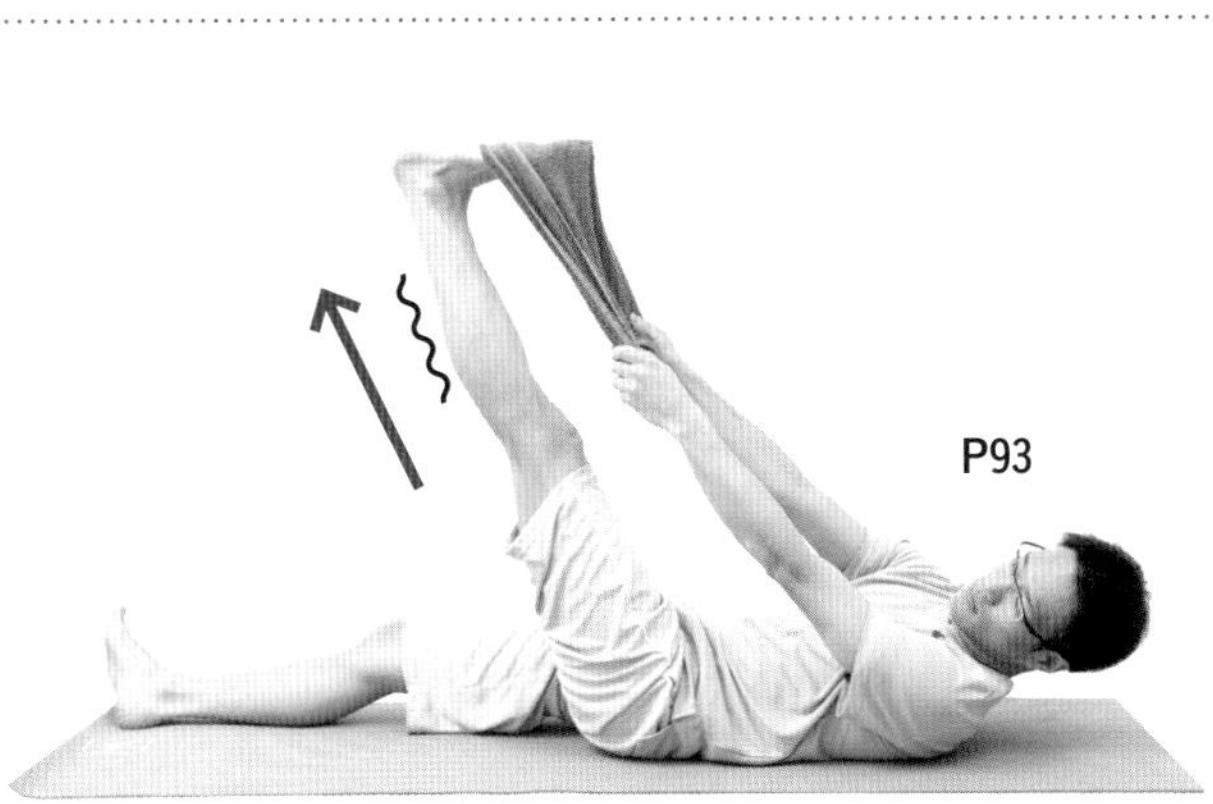

P93

リラックスしながらできる！

寝たままストレッチまとめ

夜寝る前や休日の昼寝時、ものによってはソファに寝ころびながらでもできます。体が脱力しやすいため、体の硬い方でもやりやすいですね。

菱形筋

P23

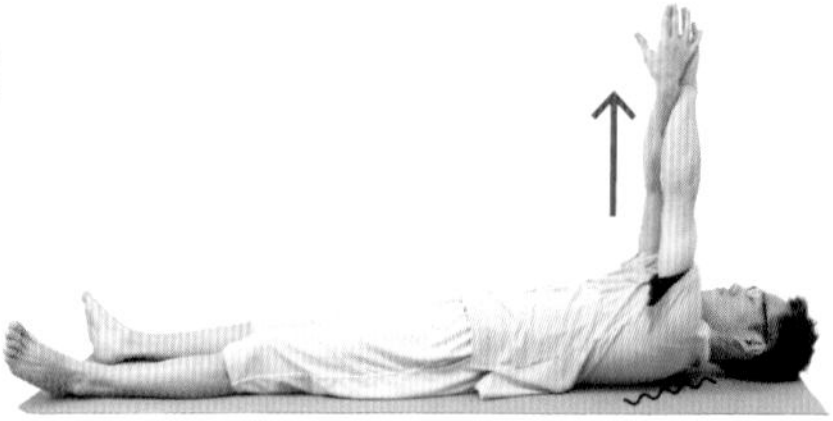

上腕三頭筋

P27

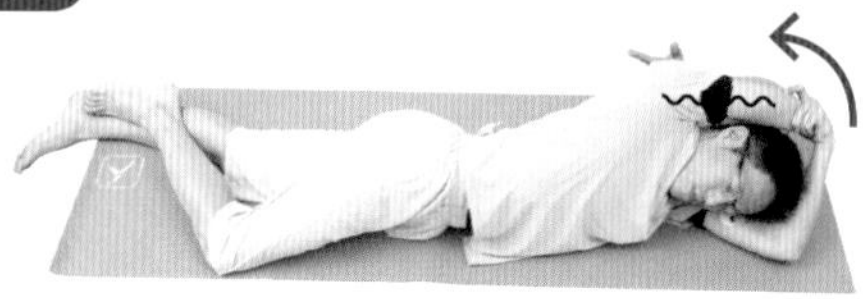

大胸筋

P31

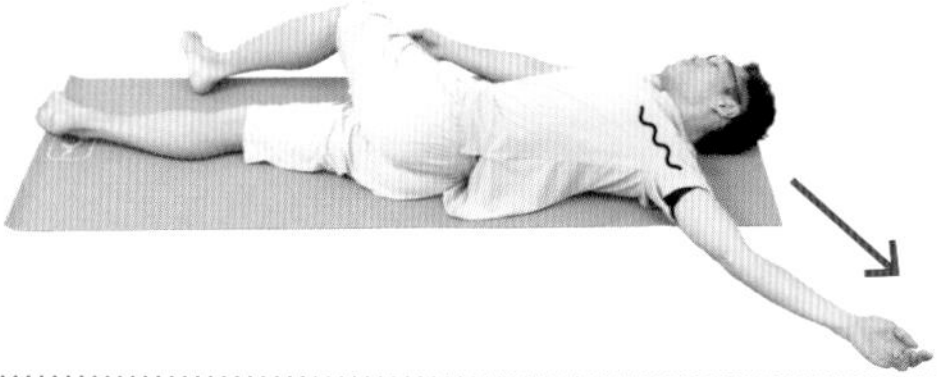

胸鎖乳突筋

P40

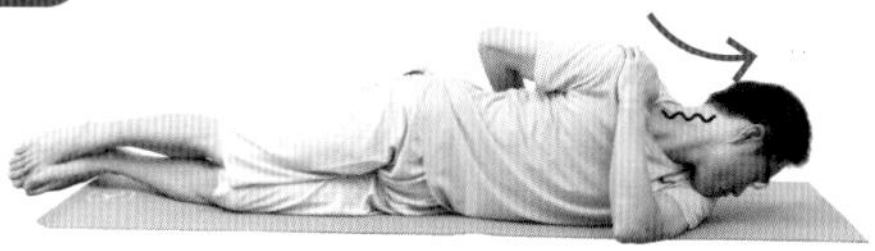

僧帽筋

P43

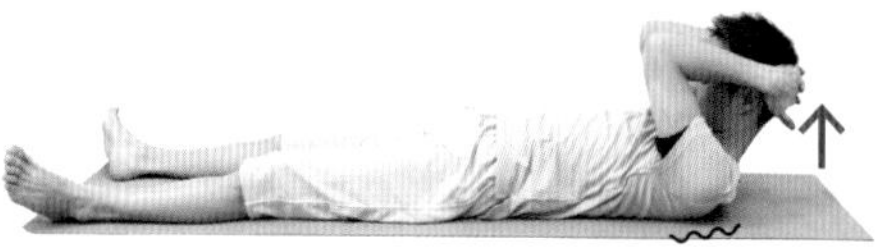

上腕二頭筋

P49

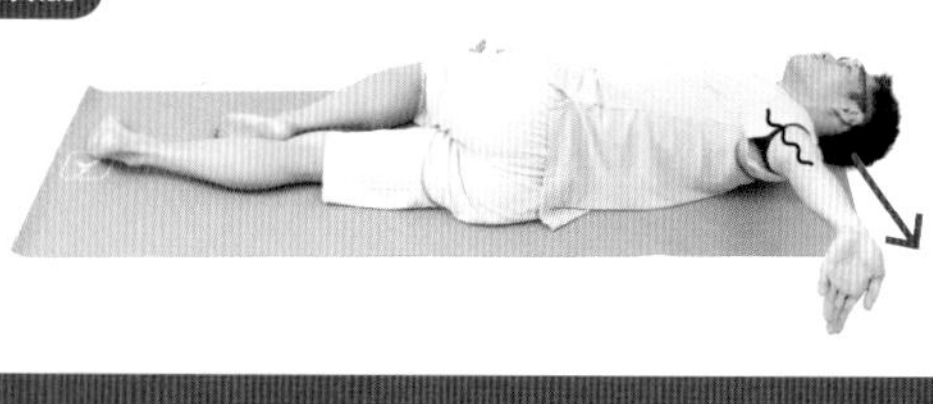

ハムストリングス

P85

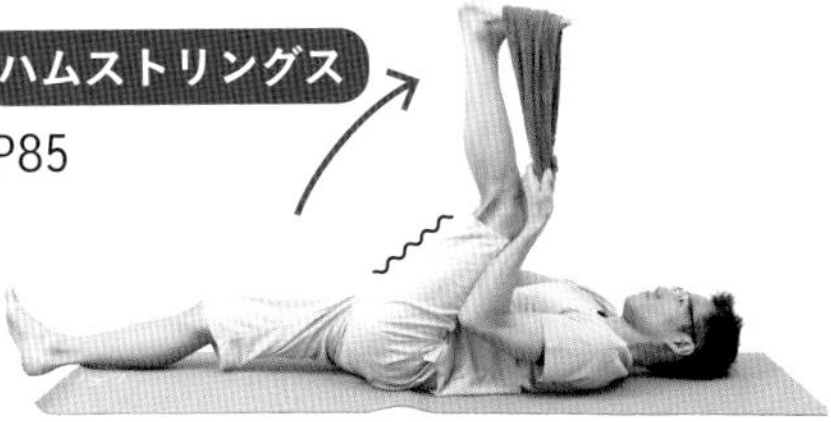

前脛骨筋

P90

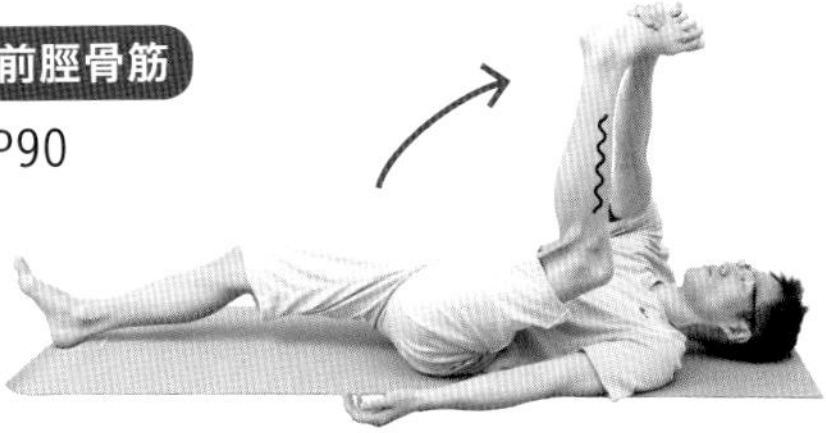

腓腹筋

P93

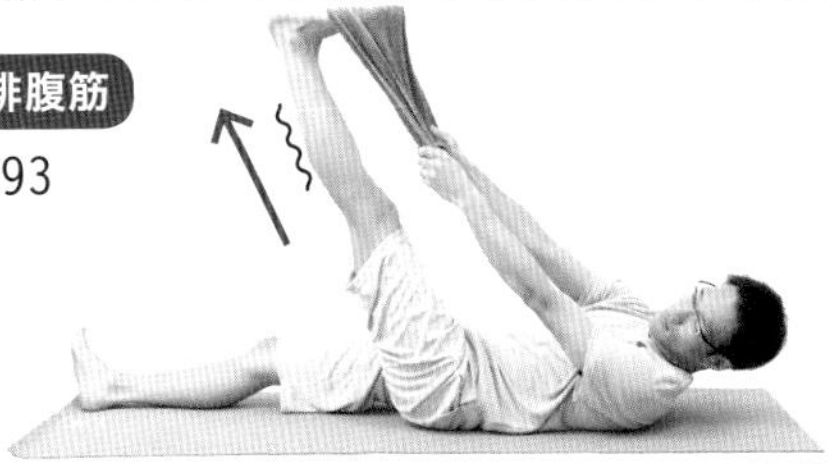

大腿四頭筋

P95

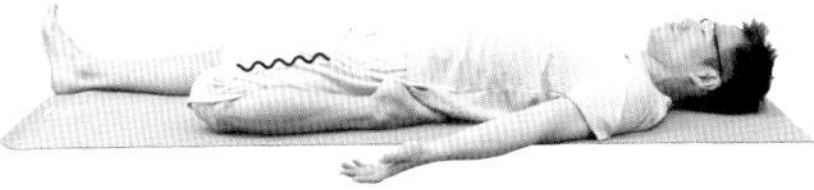

前腕筋群

P53

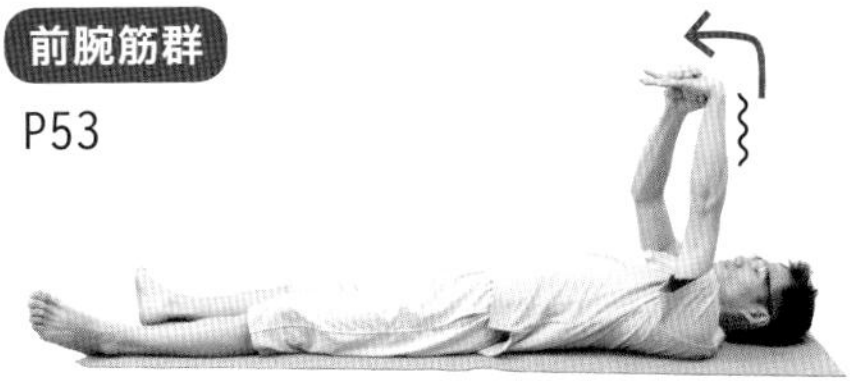

腹斜筋群

P58

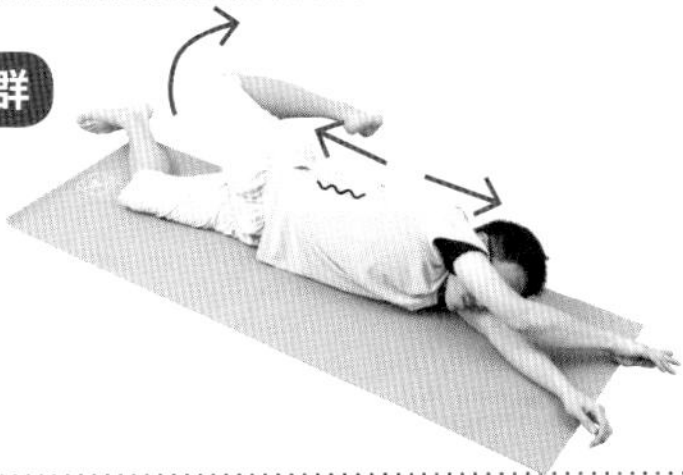

脊柱起立筋

P61

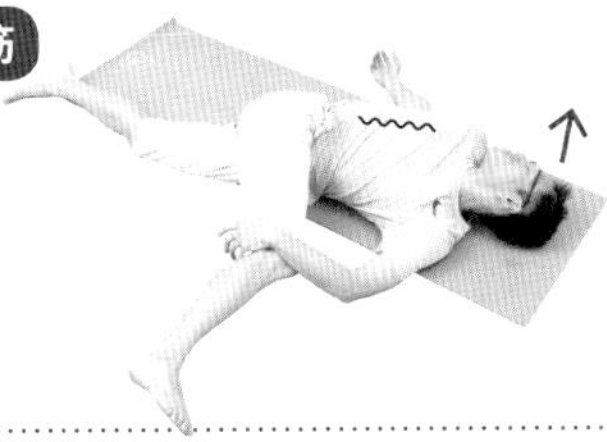

大臀筋

P70

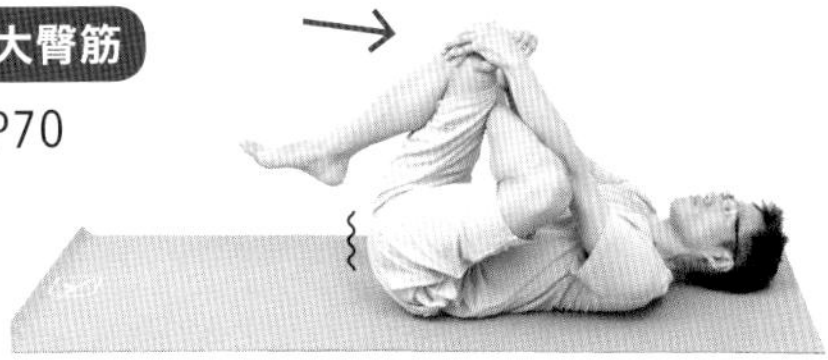

中臀筋

P74

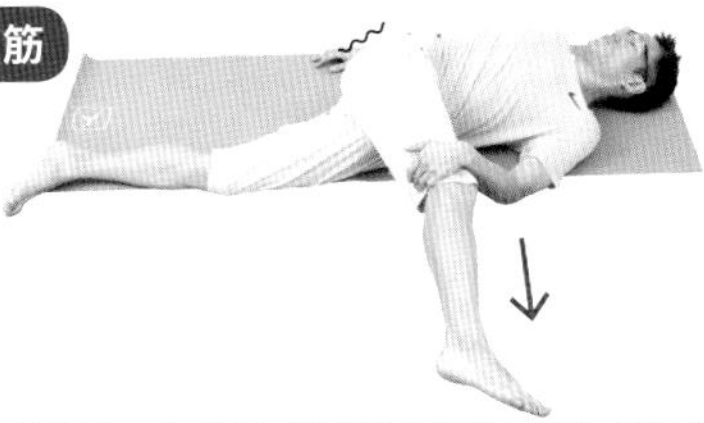

大腿筋膜張筋

P83

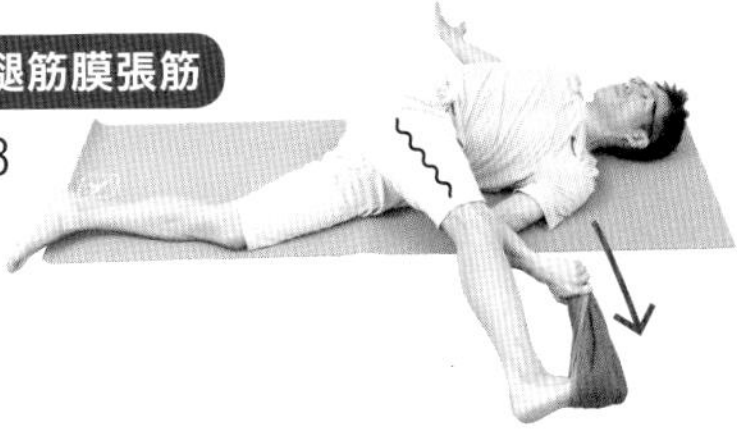

仕事の合間にできる!

座ったままストレッチまとめ

イスに座ったまま行うので、テレビやスマホを見ながらできますね。
また、仕事の合間やリビングでちょこっとやりたいときにも、行いやすいですよ。

菱形筋 P24

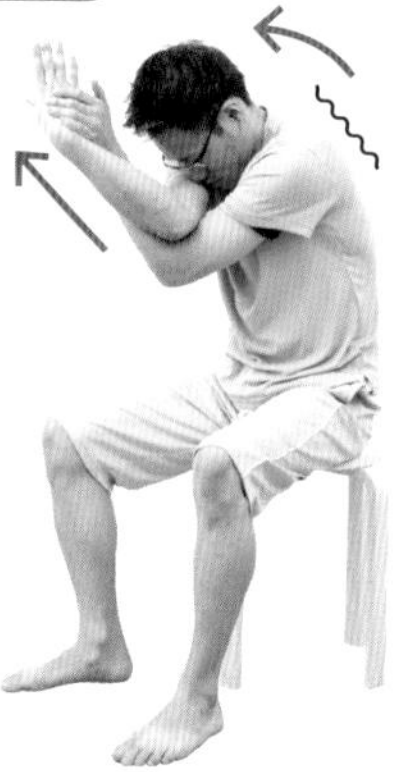

上腕三頭筋 P28

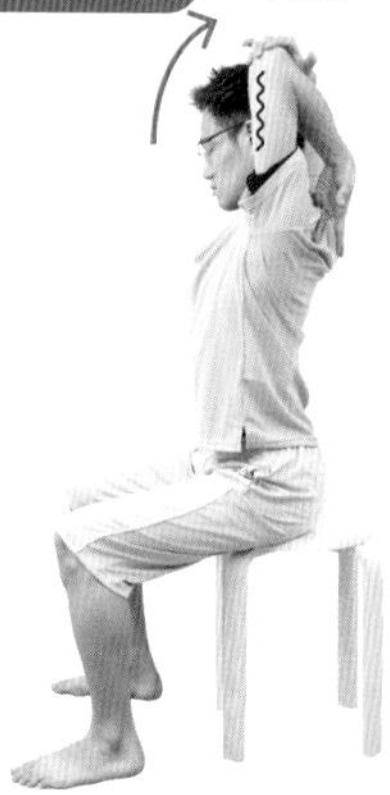

大胸筋 P32

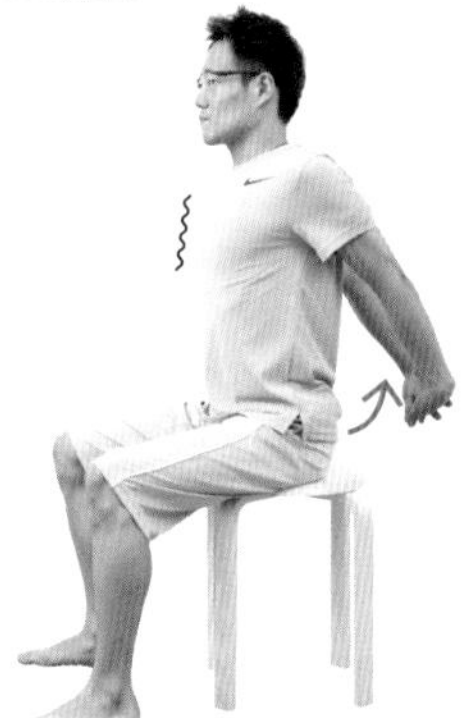

胸鎖乳突筋 P39

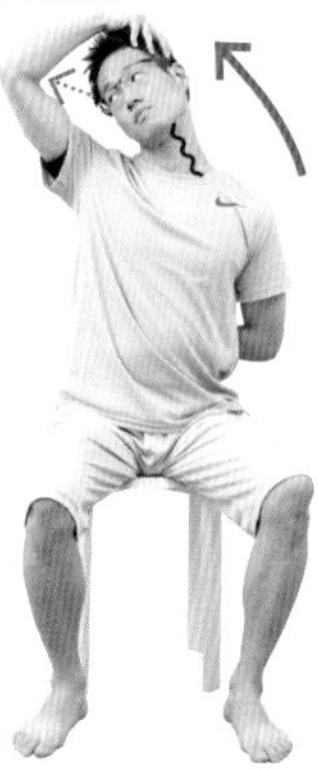

僧帽筋 P44

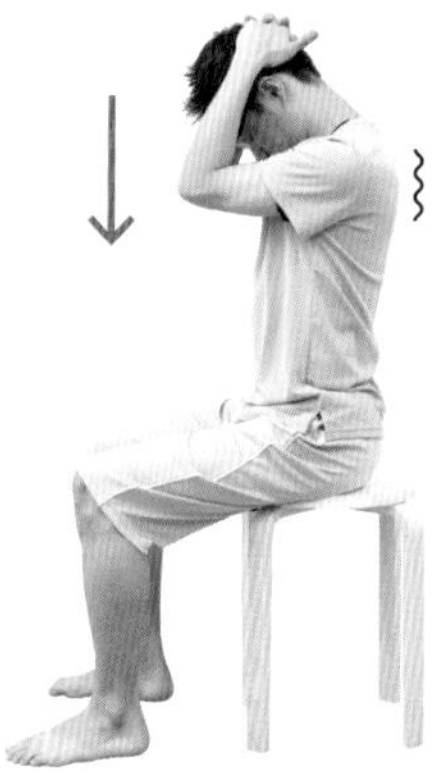

上腕二頭筋 P50

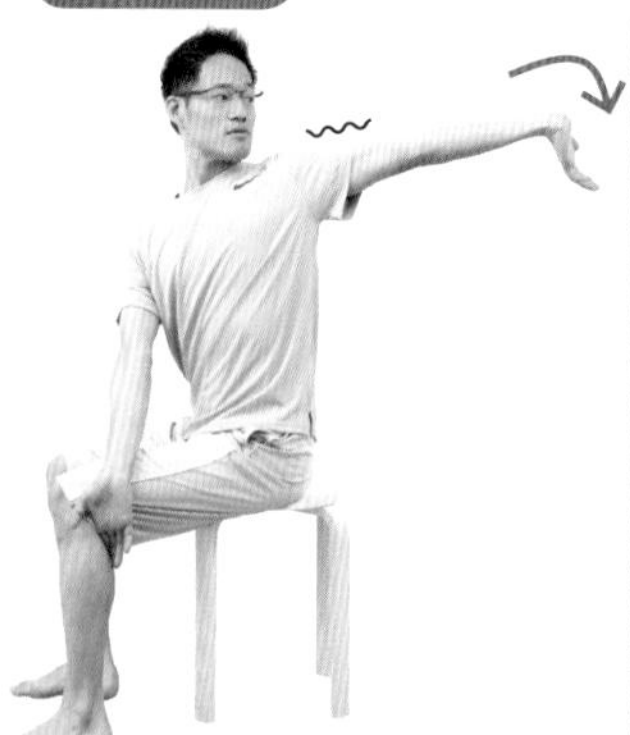

広背筋 P79

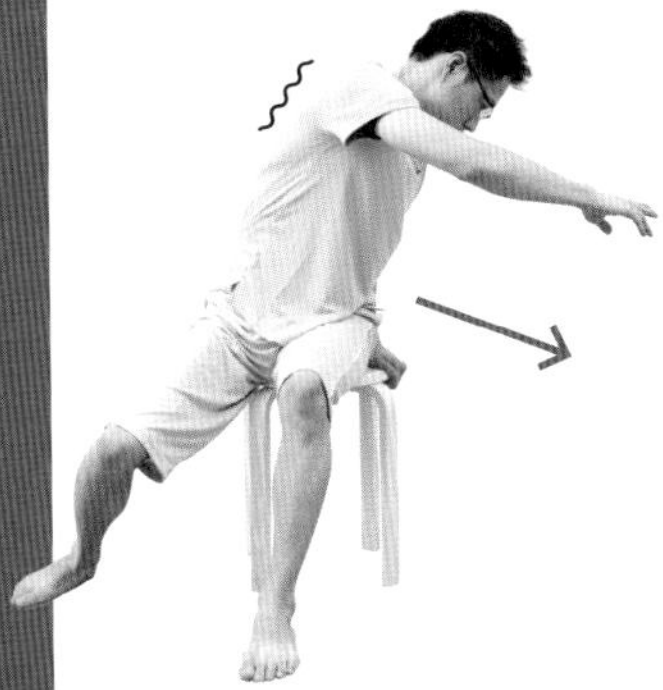

大臀筋 P69

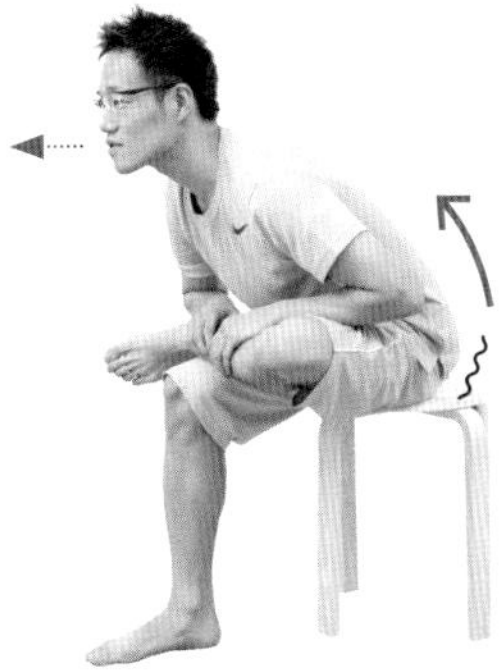

前腕筋群 P54

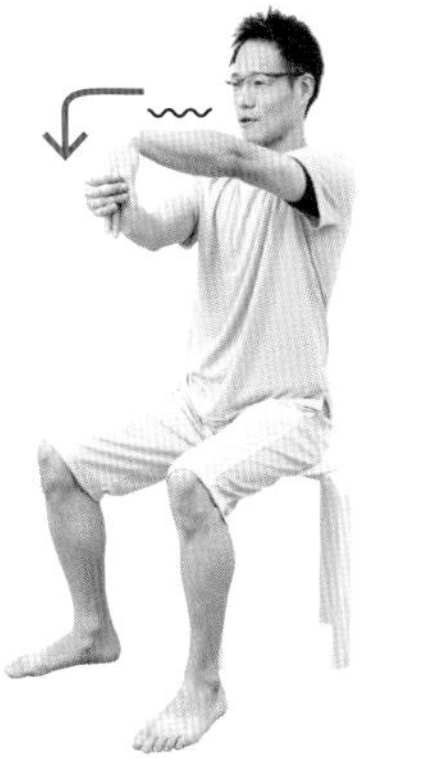

ハムストリングス P86

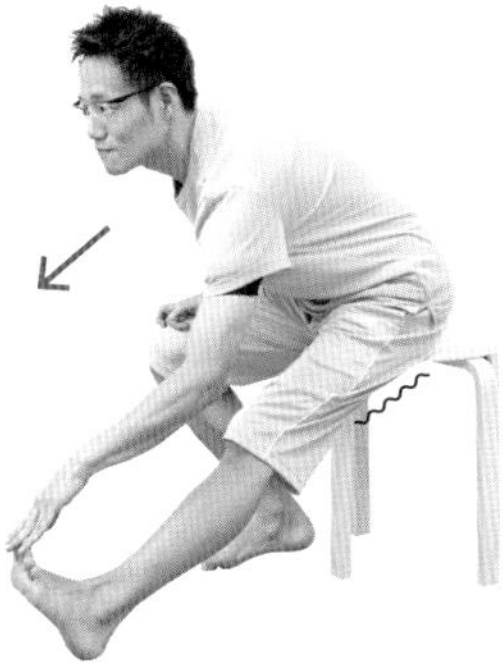

中臀筋 P73

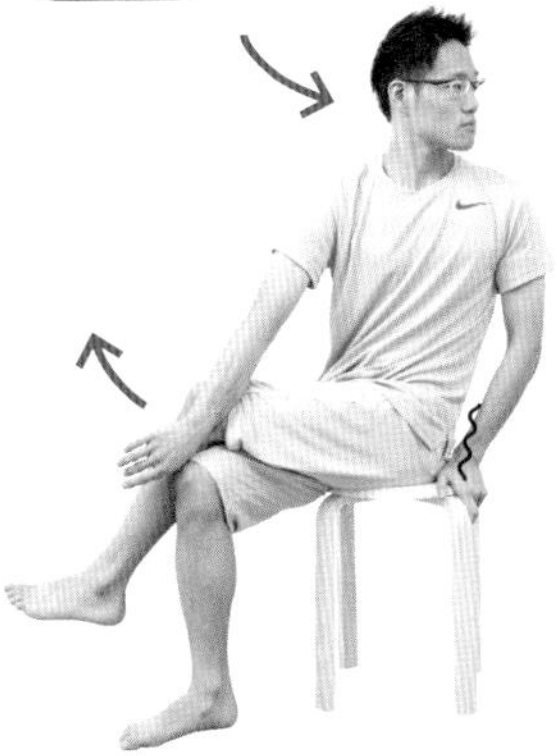

腹斜筋群 P57

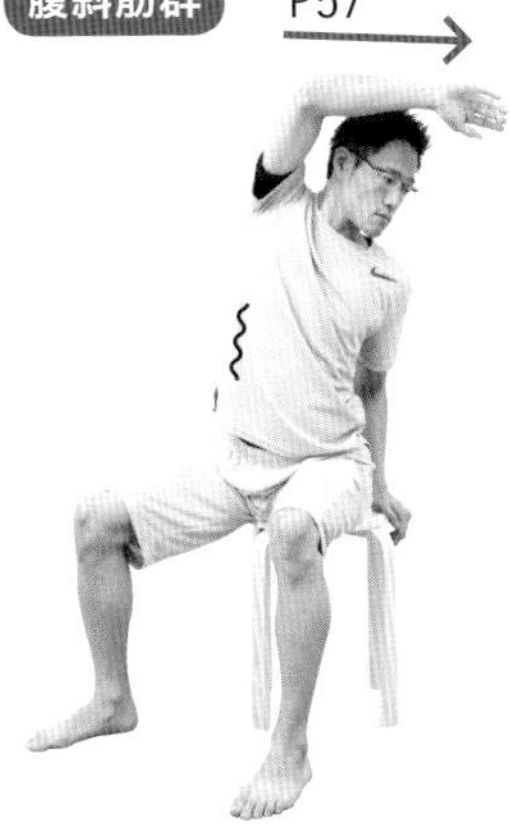

前脛骨筋 P89

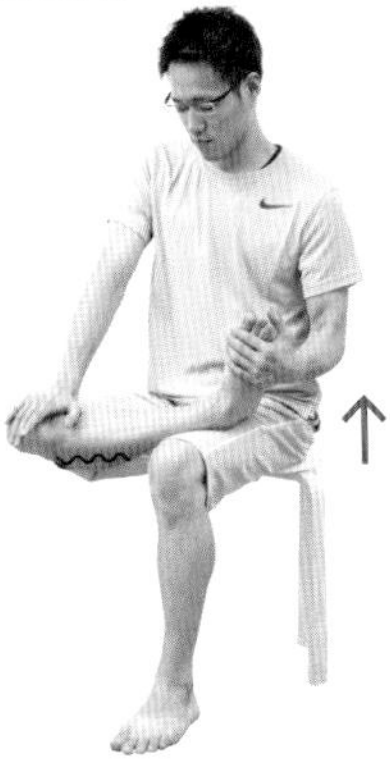

腰方形筋 P77

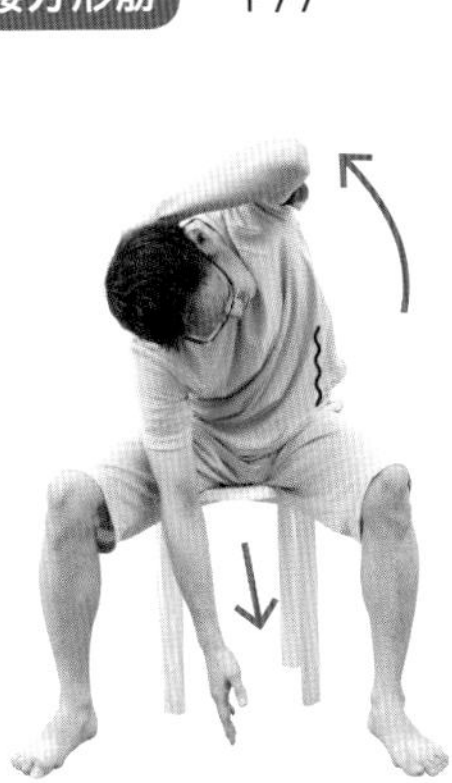

脊柱起立筋 P62

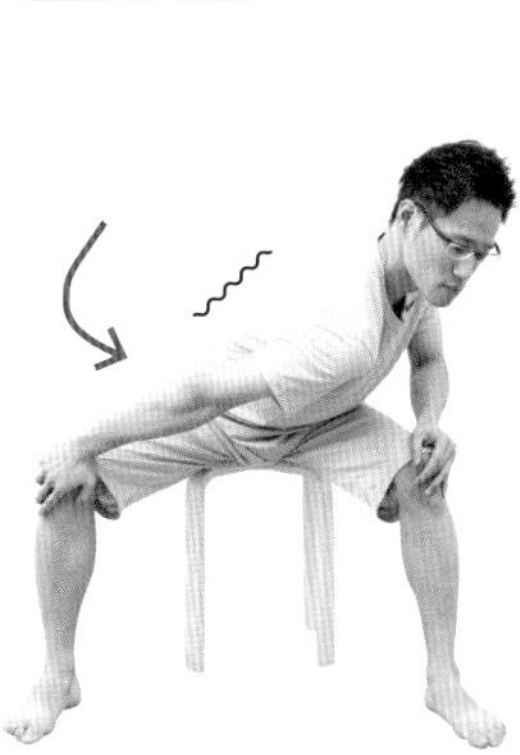

ストレッチやってもやっても硬いまま？

ストレッチしてみると、一番最初は「気持ちいい〜」と思えるのではないでしょうか？

ところが長年のデスクワークや運動不足が続いている人は、ストレッチを3日、1週間と続けてみたら、「毎回、ちょい痛い」「次の日、必ず少しだるい」「なかなか、やわらかくならない」と不安になるようです。

確かに、そういう方はかなり硬くなっているのでしょうね。

しかし、ご安心ください！

私のストレッチ屋さんに来る方で、**「前屈して人生で初めて床に手が着いた！」**ということがよくあるからです。床から手が20〜30センチだったのが、０センチになるのです。

私の施術の場合は、週イチ90分×４回などでそのような結果になります。自分で行うと時間はかかりますが、正しくストレッチできれば同じように結果を出すことは十分可能です😊

最後に、ストレッチで体の柔軟性が上がる理由を超かんたんに説明します。

まず、一時的な効果では、ストレッチを60秒行うことで、血流がよくなります。

長期的な効果では、ストレッチを2か月続けると脳が慣れ、３か月目からは筋肉が変化していくというデータがあります。

ストレッチを続けると、筋肉内《きんにくない》の「サルコメニア」という筋原線維《きんげんせんい》の数が増えて、少しずつ筋肉が伸びていくのです。伸びた分、関節が動く範囲が広がり、いわゆる「体の柔軟性」がアップします！

といっても、「がんばるぞ」と意気込むと続きません。

「寝たまま」「座ったまま」でゆる〜く！

やってみていただければ幸いです。

なぁさん／中田雄大

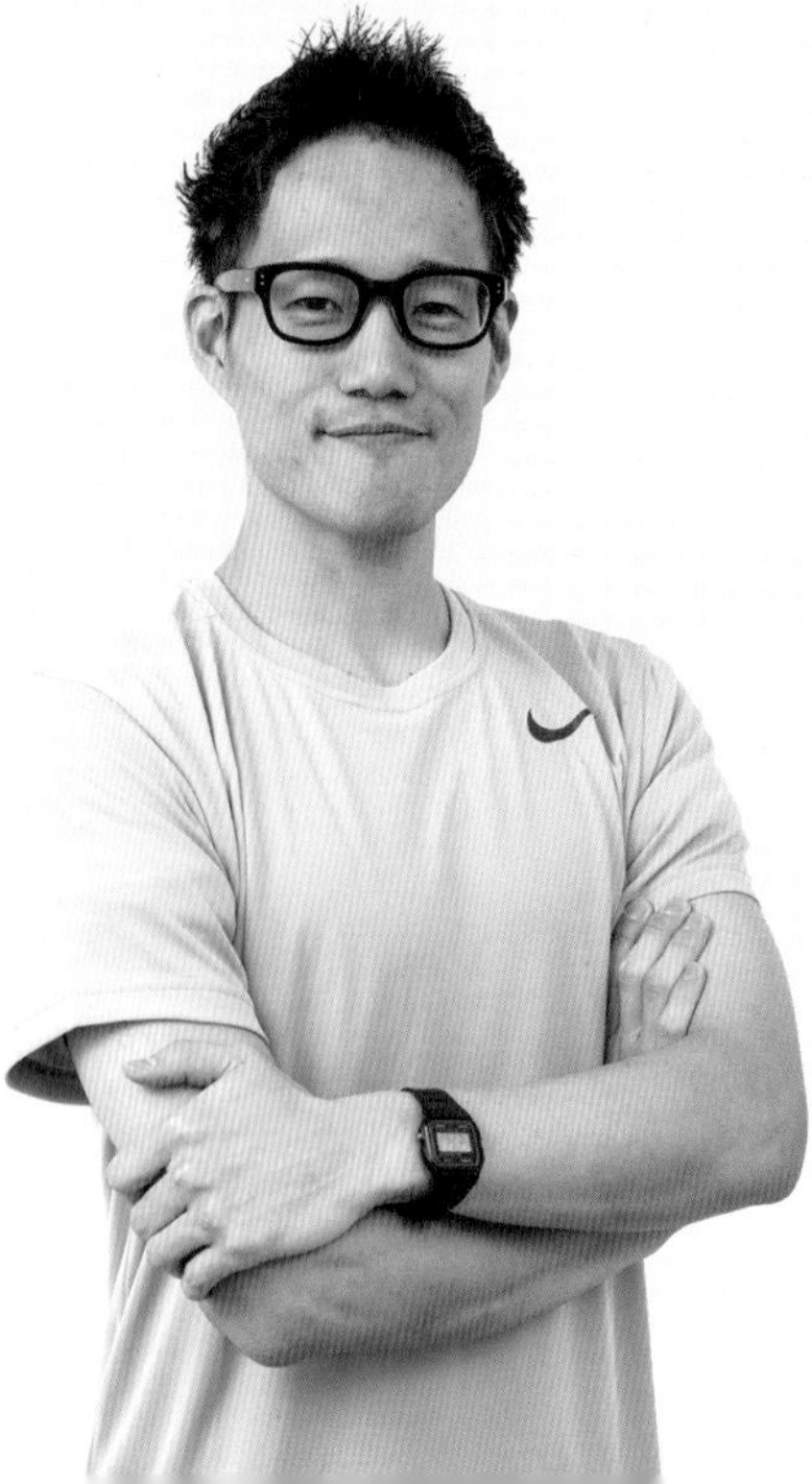

デザイン	太田玄絵
撮　　影	鈴木江実子
イラスト	みわまさよ
編集協力	大西華子
Ｄ Ｔ Ｐ	三協美術
写真提供	Glucose
	makaron*／ピクスタ
取材・編集	江波戸裕子

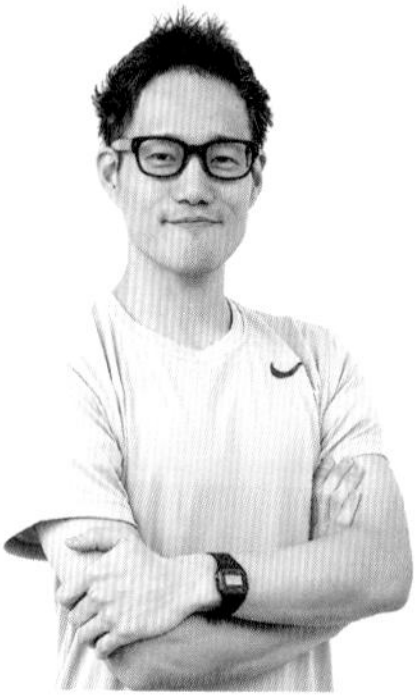

なぁさん（中田雄大）

なかた・ゆうだい　1988年、兵庫県生まれ。解剖学を熟知したパーソナルストレッチ専門家。少林寺拳法を13歳から、古武術を27歳から始め、体の動きや筋肉などに興味を持ち、その知識を極めて現在に至る。
現在、ストレッチ専門店「Nストレッチ」を経営し、予約がすぐに埋まってしまうほど大人気に。書籍『なぁさんの1分極伸びストレッチ』（大和書房）の部数も４万部を超えるベストセラーとなっている。毎日、Twitterでストレッチに関する情報や動画を発信している。
https://twitter.com/nst_nakata

なぁさんの
寝たまま座ったまま
ストレッチ

2020年4月20日　第1版第1刷

著者　なぁさん
発行者　後藤高志
発行所　株式会社廣済堂出版
住所　〒101-0052
東京都千代田区神田小川町2-3-13
M&Cビル7F
電話　03-6703-0964（編集）
03-6703-0962（販売）
FAX　03-6703-0963（販売）
振替　00180-0-164137
URL　https://www.kosaido-pub.co.jp

印刷所
製本所　株式会社廣済堂

ISBN978-4-331-52284-4　C0095